신경심리재활과 치매환자

Linda Clare 저 | 인지중재치료학회 역

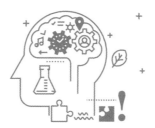

NEUROPSYCHOLOGICAL
REHABILITATION AND
PEOPLE WITH DEMENTIA

학지사

　알츠하이머병의 발병 시기를 늦추거나 진행을 늦출 수 있는 특정 치료법이 아직 없는 상황에서, 부작용이 없고 효과적이라고 알려진 인지강화 훈련 혹은 인지중재는 여러 연구 결과를 통해 건강한 노인들이 치매 전 단계로 진행하거나 치매 전 단계에서 치매로 진행하는 것을 지연 또는 완화한다고 증명되어 왔다. 향후 효과적인 신경보호제가 개발된다고 하더라도 생활습관 중재는 여전히 부가적이나 시너지 효과를 발휘할 가능성이 있다. 알츠하이머병의 발병을 5년 늦출 수 있다면 결과적으로 유병률을 50%까지 줄일 수 있고, 이런 효과로 말미암아 보호자의 부담을 줄이고 삶의 질을 향상시킬 수 있을 것으로 추정한다. 인지기능장애의 기능회복을 위해 두뇌활동을 활성화하는 필수적인 요소인 인지중재치료에 대해 국내에서 여러 문헌이 소개되어 왔으나, 이는 주로 뇌졸중이나 뇌손상 환자를 중심으로 소개되어 왔고, 치매환자의 인지중재치료에 특화된 전문적 문헌이 부족한 것이 사실이다.

이 책은 치매 및 인지장애 질환에 대한 인지중재치료의 기본 개념과 구체적인 치료 방법들을 올바르게 알려 의료진의 인지중재치료에 대한 이해를 높이는 데 조금이라도 도움을 주고자 하였다. 치매와 인지장애 관련 종사 의료진들이 이 책을 통해서 인지중재치료의 기본 개념을 이해하고 환자들의 일상생활에서 늘 부딪히는 실제적인 문제들에 대해서 적절히 대처할 수 있기를 바란다. 다만 나날이 발전하는 새로운 지식들과 환자들이 겪을 수 있는 모든 증상과 의문점을 이 책에 모두 담을 수 없었으며, 치매에 대한 인지중재치료의 이해 길잡이로서 아낌없이 활용되기를 소망한다. 이 책이 널리 배포되어 치매 관련 의료인과 종사자들뿐만 아니라 치매로 고통받는 많은 분과 가족 및 보호자 그리고 뇌건강에 관심이 있는 일반인들에게 치매에 대한 인지중재치료 및 예방 돌봄의 중요성을 인식하는 데 실제적인 도움이 되기를 간절히 바란다.

치매는 관심과 배려가 무엇보다 절실한 질병이다. 건강수명과 장수를 위협하는 치명적인 질병으로서 누구에게나 생길 수 있으므로 우리는 더더욱 많은 배려와 관심을 기울여야 한다. 서로에게 힘이 되어 줄 수 있는 세상, 서로를 위로해 줄 수 있는 세상, 봄 햇살 같은 따스한 세상을 만들기 위한 우리 모두의 노력이 무엇보다 필요하다.

2019년 1월
인지중재치료학회

저자 서문

　인지재활은 기억력과 다른 인지기능에 장애가 있는 사람들을 돕고 중재하고 돌보는 것에 대한 핵심 개념을 제공한다. 이 책은 치매환자들을 위한 인지치료에 대한 개념적인 틀과 근거를 소개하고, 이들을 치료하고 인지기능장애로 인해 발생되는 어려움을 최적의 방향으로 극복하도록 돕는다.

　이 책은 인지재활의 방법과 기술을 설명하였고, 개인 맞춤 중재를 위해 목표를 설정하고 접근하는 데 효과적인 전략들에 대해 상세히 논하였다. 실제 상황에서 인지재활치료를 어떻게 응용할 수 있을지에 관해 연구하였고, 포괄적인 정신치료와 지원체계 내에서 신경심리학적인 재활의 역할과 가치를 보여 준다.

　신경심리학적 재활치료 접근법의 개요는 치매와 관련된 분야에서 연구하거나 실제 진료를 하는 의료진과 심리학자들에게도 큰 도움이 될 것이다.

차례

CHAPTER 01
서론: 신경심리적 인지치료와 치매환자 · 11

CHAPTER 02
치매, 장애, 재활 · 19

서론:
신경심리적 인지치료와
치매환자

이 장에서는 치매환자를 위한 신경심리학적 재활치료의 개념과 책의
전체 구성을 소개한다.

'우리가 치매를 어떻게 바라보는가'라는 질문에 대한 답은 최근
몇 년 새 많이 바뀌었다. 삶의 행복과 질을 유지하고 지원하기 위
해서는 치매로 인한 영향을 삶 속에서 받아들이고 관리하는 것이
중요해졌다. 이러한 개념이 중요한 것은 재활의 목적과도 일맥상
통하고 치매의 중증도와 직접 관련성이 있다. 즉, 재활은 치매환
자와 그 가족의 삶의 질에 영향을 미친다. 치매는 신경심리학적 변
화를 주로 보이기 때문에 치매환자 재활에서는 신경심리학적 부
분에 초점을 맞춘다. 그러나 치매는 신경심리학적 변화 이외에 많
은 면에서 변화가 있기 때문에 치매환자 재활에서는 환자를 일부

분이 아닌 전인적 측면에서 고려해야 하고, 환자의 주관적 경험과 필요를 이해해야 한다. 저자는 이 책을 쓸 때, 우리가 치매를 신경심리학적으로 경험하는 것과 심리사회적으로 경험하는 것에 관해 얼마나 알고 있는지를 고려하였다. 그리하여 신경심리학적 측면과 심리사회적 측면을 모두 통합한 포괄적이고 전체적인 체계를 갖춘 신경심리학적 재활치료 내용을 제공하였다.

현재 치매를 완치할 수 있는 치료법은 없다. 몇 가지 약물 치료가 일부 치매환자에게 어느 정도 효과가 있다 하더라도, 인지 저하를 회복시키거나 인지장애의 진행을 막을 수 있는 효과적인 의료적 중재치료는 없다. 이러한 견지에서 볼 때, 재활치료적 접근은 특히 중요하다. 재활치료는 흔히 질환이나 외상 후 발생한 뇌 손상과 같은 비-진행성 문제와 관련되지만, 모든 범위의 진행성 신경질환에도 적용할 수 있다. 저자의 연구를 비롯하여 이 분야에 관한 많은 연구가 일차 진행성 치매의 초기 단계, 그중에서도 가장 흔한 알츠하이머병 환자에 집중되어 있다. 이 책에서도 이런 점을 반영하여 주로 초기 단계의 알츠하이머병 환자와 관련된 연구를 중점적으로 다룰 것이다. 이 책에서 기술한 많은 원칙들은 치매와 인지장애 증상을 나타내는 다른 종류의 진행성 신경질환에도 적용할 수 있다.

저자는 이 책에서 다음 두 가지를 설명하였다. 첫째, 치매의 신경심리재활치료와 관련된 연구 문헌을 검토하여 신경심리재활치료의 이론적 기초, 치료 방법과 기술, 실제적인 적용, 향후 발전 방향을 설명하였다. 둘째, 저자는 저자의 연구 결과들과 임상 경험을 바탕으로 초기 알츠하이머병 환자들의 실제 인지재활치료의 임상적 적용 사례를 제시하였다.

　이 책에서는 '신경심리'재활에 초점을 맞추었으나, 심리학자와 치매 돌봄 분야에서 일하는 다른 보건 전문가들 모두가 건설적이고 실용적인 중재적 접근법으로 활용할 수 있기를 바란다.

책 내용 소개

　　치매환자를 위한 신경심리재활치료 개념을 소개하면서 먼저 우리가 치매를 어떤 방식으로 이해하는지에 대한 내용과 재활치료와는 어떤 관련성이 있는지부터 논의를 시작하였고, 이때 치매로 인한 심리사회적 영향을 고려하였다.

　다음으로 치매의 신경심리학적 측면과 인지기능에 초점을 둔 중재치료가 발전한 내용을 다루었다. 이 책의 전반부는 임상 진료에서 치매환자에게 신경심리재활치료를 적용하기 위한 배경과 근거를 설명한다. 신경심리재활치료의 현재 적응증, 구체적인 재활치료 전략, 임상적 적용에 관해 기술한다. 끝으로 치매환자를 위한 신경심리재활치료의 전인적 모델을 제시하였다.

　제2장에서는 치매의 정의, 치매의 분류, 다른 질환과의 관련성, 유병률을 고려해 치매를 개괄적으로 설명한다. 우리가 치매를 어떻게 하면 가장 잘 이해할 수 있을지에 관한 논의를 한다. 최근 치매에 대한 우리의 인식이 발전하면서, 치매환자를 단순히 특정 질병을 앓는 개체로 여기기보다는 생물심리사회적 구조 안의 사람이라는 관점에서 이해하게 되었다. 그리하여 생물심리사회적 구

조를 치매에 어떻게 적용할 수 있을지를 설명하고, 장애의 측면에서 치매를 어떻게 바라볼 수 있을지, 또한 이러한 관점이 재활치료에 어떻게 영향을 줄지 제시한다. 저자는 재활치료가 재활 환자의 신경학적 손상으로 인한 신체적 장애에 긍정적 효과가 있고, 특히 심각한 장애를 감소시킴으로써 치매환자와 그 가족에게 도움이 될 만한 가능성이 있다고 믿는다.

치매의 심리사회적 영향을 설명하기 위해 생물심리사회적 구조를 이용하는 것이 유용하며, 특히 초기 알츠하이머병 환자에서 심리사회적인 영향을 논할 때, 이 구조를 이용해 논의하였다. 제3장과 제4장에서는 이 분야의 지식이 현재 어디까지 발전했는지 알아보고 재활치료의 잠재력에 관해서도 살펴본다. 제3장에서는 알츠하이머병 환자의 주관적 경험에 초점을 맞추어, 환자의 주관적 경험 모델과 환자가 자신의 상태를 어떻게 이해하는지에 대해 설명하였다. 치매환자가 처한 상황을 복합적으로 이해하기 위해, 환자와 가족 간병인의 상호관계, 가족 간병인의 경험적 측면, 치매환자의 사회 참여에 관한 최근 연구 결과를 소개하였다. 마지막으로 재활치료가 실제 어떤 의미를 가지는가, 또한 재활치료의 역할은 무엇인가에 관해 고찰하였다. 제4장은 치매의 인식과 관련된 문제를 소개하였다. 알츠하이머병 환자가 새롭게 겪게 되는 어려움과 변화를 얼마나 인식할 수 있느냐는 재활치료의 잠재력을 판단하는 데 중요하다. 이 장에서는 인식의 변화를 이해하기 위해 유용한 이론적 기초와 현재 이용하고 있는 인식평가 도구들에 대해 알아보았다. 치매에 대한 다양한 인식이 가진 실용적인 의미를 논하고, 치매의 인식과 재활치료 결과의 상관관계에 관해 알아보았다.

제5장에서는 알츠하이머병 환자의 심리적·사회적 경험을 통해 치매의 신경심리학적 변화를 설명한다. 특히 초기 알츠하이머병 환자의 인지재활치료를 위한 이론적 기초를 제공하기 위해 신경심리학에서 유래한 이론적 모델과 학습, 행동 변화, 신경가소성에 관한 실험적 근거들을 어떻게 결합시킬지에 관해 살펴보았다. 재활치료에 대해 적절한 목표를 세우고, 인지기능 변화 양상과 환자의 일상생활에서 그 변화가 갖는 의미를 정확히 이해하는 치료적 접근법이 초기 알츠하이머병 환자에게 효과적이라는 다양한 증거를 제시하였다.

치매 치료에서 신경심리재활치료를 가장 잘 적용할 수 있는 방법을 살펴보기에 앞서 치매에서 신경심리재활치료의 역사를 알아보고, 신경심리재활치료와 다른 치료 방법과의 관계, 또한 그중에서 우리가 이용할 수 있는 방법과 기술을 몇 가지 검토해 보는 것이 필요하다. 따라서 제6장에서는 치매환자를 위한 인지중재치료의 역사를 간략히 살펴보고 신경심리재활치료가 다른 방법의 인지중재치료와는 어떻게 다른지 알아보았다. 이 장에서는 다음 장에서 본격적으로 설명할 인지재활치료의 적용에 관해 미리 간략히 설명하였다.

효과적인 인지재활치료는 환자에 대해 종합적으로 파악하는 것에서 시작한다. 제7장은 치매진단 평가를 간략히 설명하고, 인지재활평가에 대해서는 자세히 논의한다. 구체적으로 환자를 평가할 때 고려할 영역과 함께, 평가를 하여 알게 된 정보를 가지고 치료를 계획하고 실행할 때 어떻게 이용할 수 있을지에 대해 설명하였다. 제8장에서는 기억력 재활치료의 기초 구성요소로 이용할 수 있는 다양한 방법을 검토하였다. 초기 치매환자의 학습/재학습 훈련에 사용하는 기법으로는 시간차회상과 기억전략, 통제처리, 오차없는 학습 등이 있다. 이런 치료기법의 연관성이나 효과에 관해서도 알아보았다. 즉, 치매환자가 일상생활에 필요한 기술을 유지, 개발하는 방법들에 대해 설명하고 기억보조도구에 익숙해지는 방법, 기억보조도구의 사용법을 가르치는 방법에 대해 알아보았다. 제9장에서는 앞 장에서 설명했던 여러 구체적인 방법과 기술을 초기 알츠하이머병 환자에게 어떤 식으로 포괄적이면서도 환자 개인의 요구에 맞는 치료로 적용할지에 관해 논의하였다. 치료과정에서 개인적 목표를 설정함으로써, 환자 개개인에 적합한 창의적이고 다양한 일상생활능력 증진방법들을 적용할 수 있다.

제10장에서는 이 책에서 다루었던 수많은 주제를 아우르며 치매환자를 위한 신경심리재활치료의 전인적인 접근법에 대해 설명한다. 중재는 정신치료적 측면과 구조적 관점을 고려하여 시행된다. 서비스와 정책적 환경을 간략히 논하고, 치료 효과를 평가하는 방법을 설명하였다. 이 장을 끝으로 현재까지의 인지재활치료의 효능에 대한 증거를 개략적으로 제시하고 앞으로 이런 접근법이 어떻게 발전해 나아가야 하는지 의견을 제시하였다.

결론

저자는 독자들이 이 책을 읽음으로써 치매환자가 치매를 경험하는 것이 어떤 경험인지 보다 잘 이해하게 되고, 치매환자와 진행성 신경질환 환자에게 재활이라는 개념을 적용할 필요성을 알게 되고 치매환자를 치료할 때 여기에서 설명한 재활치료의 원칙을 잘 적용하게 되길 바란다. 후반부에서 설명한 바와 같이, 이러한 원리를 실천하는 방법은 한두 가지에 국한되어 있지 않으므로 독자 모두가 자신의 환경에 가장 적합하고 유용한 아이디어를 고안해 낼 수 있게 되길 바란다.

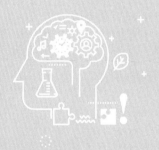

CHAPTER
02

치매,
장애,
재활

치매를 잘 이해할 수 있도록 치매에 대한 간략한 개요를 소개하고자 한다. 치매를 장애라는 관점에서 생물심리사회 모델을 알츠하이머병에 적용해 보려 하며, 이러한 시도는 재활과 관련성이 있다. 치매환자에게서 발생하는 심한 장애를 줄인다는 면에서, 이러한 재활적 접근은 치매환자에게 상당한 도움이 된다.

이 장에서는 현재 치매가 어떤 식으로 이해되고 있고 재활과는 어떤 관련성이 있는지부터 논한다. 서론에서 설명한 바와 같이 최근 들어 우리가 치매를 바라보고 이해하는 방식은 크게 변했고, 치매 간병은 사람들의 행복한 삶을 돕고 유지할 수 있도록 장애를 관리하는 방법을 찾는 쪽으로 관심이 모이고 있다. 치매를 생물학적, 심리적, 사회적 측면에서 철저히 고찰해 봄으로써 신경심리재활치료와의 관련성과 범위를 조명해 볼 것이다.

치매: 개요

치매는 다양한 종류의 진행성 신경학적 상태를 포괄하는 용어이다. 일반적으로 치매는 뚜렷한 인지기능 저하를 유발할 만한 질병이 없이 "병전에는 정상적인(혹은 높은) 지적 능력과 의식상태를 보인 사람이 다발성 인지장애로 인해 기능을 상실함으로써 나타나는 임상적 증후군"으로 정의한다(Whitehouse, Lerner, & Hedera, 1993, p. 603). 치매 유병률은 연구에 따라 다르나, 65세 이상의 인구 중 2.5% 정도로 추정된다. 연령이 5세 높아질수록 두 배씩 증가하므로 75세 이상의 인구에서는 약 10%에서, 85세 이상의 인구에서는 약 40%에서 치매를 앓고 있을 가능성이 있다(R. S. Turner, 2003). 즉, 나이가 들면서 치매의 발병률이 증가하고 특히 70세와 90세 사이의 연령대에서 가장 높은 발병률을 보인다. 일부의 연구자들은 90세가 넘으면 치매의 발병률이 줄어들 수도 있다고 주장한다(McKeith & Fairbairn, 2001). 분명한 점은 기대 수명이 길어지면서 치매 발생 위험이 있는 사람 수도 늘어나고 있다. 한편, 비교적 젊은 사람도 치매에 걸릴 수 있으며, 이에 따라 65세가 되기 전에 치매가 발병한 환자들에 대해 관심이 많아졌다(Cox & Keady, 1999). 치매는 선진국의 의료비 지출에서 상당한 부분을 차지한다. 개발도상국에서도 노년층 인구가 증가하고 있어 치매에 대한 관심도 함께 높아졌다(Pollitt, 1996). 최근에는 지적장애가 있는 사람에서 노화에 따른 치매 유병률에 대한 인식도 높아지고 있다(C. Oliver, Adams, & Kalsy, 2008).

치매는 매우 유사한 증상을 보일 수 있는 다른 정신질환 및 내과적 질환과 구분해야 하고, 영양실조로 인한 질병상태나 독소 노출, 약물 복용에 의한 의인성 원인도 구분해야 한다(Christensen, Griffiths, MacKinnon, & Jacomb, 1997). 치매와 유사한 증상을 보이는 다른 질환들 중 일부는 치료가 가능하다. 그러나 우울증처럼 우울증을 치료하여 호전되는 경우와 별개로 나중에 치매로 발병할 가능성이 있는 위험 인자가 되는 경우도 있다(J. O'Brien, Ames, Chiu, Schweitzer, Desmond, & Tress, 1998). 즉, 의사가 치매를 진단할 때에는 치매로 오인할 수 있는 모든 질환들을 배제해야 한다.

치매의 종류는 매우 다양하다(McKeith & Fairbairn, 2001). 가장 흔한 치매는 알츠하이머병으로, 전체 치매의 약 50~60%를 차지한다. 혈관성 치매의 빈도는 전체 치매 중 약 10% 정도이나, 종종 다른 치매와 함께 발현된다. 레비소체치매는 전체 치매의 약 15~20% 빈도로 관찰되며, 간혹 알츠하이머병을 동반할 수 있다. 퇴행성 치매 아형 중에서 이 세 가지 질환 이외에 비교적 흔하지 않은 질환으로 전두측두엽치매와 헌팅턴병이 있다. 전두측두엽치매는 전두엽치매와 의미치매로 분류하며 45~70세의 연령대에서 발병하는 치매의 10~20%의 빈도로 관찰된다. 헌팅턴병은 4~8명/100,000명의 유병률을 보인다. 또한 파킨슨병 환자의 약 10~80%에서, 다발성 경화증의 약 50~66%에서 치매를 관찰할 수 있다. 그 이외에 진행핵상마비나 크로이츠펠트-야콥병, 변연계뇌염, 진행다초점백색질뇌병증, 아급성 경화범뇌염 등 드물게 발병하는 신경계 질환에서도 치매가 발생할 수 있다. 그 밖의 치매의 원인으로는, 외상(예: 두부손상이나 무산소증), 독소 노출(예: 알코

올성 치매), 감염(예: AIDS 치매 복합), 공간점유 뇌병변이나 대사성 원인, 정상압수두증 등이 있다. 치매를 분류할 때, 뇌에서 퇴행성 신경 변화가 주로 발생하는 위치에 따라 피질치매와 피질하치매로 구분한다. 알츠하이머병은 뇌의 피질 부위에 주로 퇴행성 변화가 일어나는 피질 치매에 속한다. 진행핵상마비나 헌팅턴병은 피질하치매로 분류되는데, 주된 변화는 피질을 조절하는 피질하 구조의 기능이 감퇴하거나 소실되는 점이다. 이런 다양한 종류의 치매가 다양한 신경심리 특성을 보이는데, 특히 질병의 초기 단계에서는 그 특성이 뚜렷하다. 결과적으로 치료에서도 다른 반응을 보인다(Brandt & Rich, 1995). 지금까지 신경심리재활치료법은 흔한 치매, 특히 알츠하이머병에 적용하는 것에 주안점을 두었으므로, 이 장도 이러한 내용에 의거해 서술하였다. 그러나 앞으로 논할 신경심리재활치료의 많은 원리가 다른 치매와도 연관성이 있기 때문에, 필요한 경우에는 다른 치매 진단과의 연관성을 언급하였다.

치매의 몇 가지 아형들이 알려졌지만, 현실적으로 치매를 진단하고 분류하는 것은 단순하지 않다. 알츠하이머병의 확진은 부검을 통해 뇌병리학적 소견이 알츠하이머병의 병리 소견에 부합한 경우에만 가능하다(R. S. Turner, 2003). 서로 다른 치매의 아형들이 공존하기도 하는데, 이때는 실제 보이는 임상증상에 각 치매의 아형들이 어느 정도 기여할 것인지는 확인하기 어렵다. 적절한 예시로서 혼합형 치매가 있는데, 알츠하이머병과 혈관성 치매의 특성을 모두 보이는 경우이다(Norris, MacNeill, & Haines, 2003). 더욱이 동일한 알츠하이머병 진단이 이루어진 환자에서도 증상을 나타내는 여러 가지 병인을 보일 수 있고, 다양한 신경심리 변화, 임상경과를 나타내기 때문에 아주 정확한 분류는 쉽지 않다(R. G. Morris & Becker, 2004).

알츠하이머병과 혈관성 치매의 주요한 진단 기준(American Psychiatric Association, 1995)은 일상생활에 지장을 줄 정도의 최소 두 가지 이상의 인지 영역 장애를 포함한다. 그러므로 치매로 진단되는 단계의 환자의 인지기능 손상 정도는 이미 심각한 경우가 많다. 따라서 최근에는 초기 단계의 치매환자와 치매로 발전할 위험 군을 식별하는 것이 중요해졌다. 앞에서 설명한 바와 같이, 이렇게 두 군을 구별하는 것은 쉽지 않다. 대부분의 노인은 나이가 들면서 인지력이 쇠퇴하는 걸 느끼지만, 우리가 노인의 '정상'적인 상태에 대해 정의하는 방식은 다양하다(Kester, Benjamin, Castel, & Craik, 2002). 경도의 인지장애를 가진 사람은 정상 인지기능을 가진 사람에 비해, 현실에서 더 많은 어려움을 겪을 수는 있지만, 실제 일상생활기능에서는 큰 영향을 받지 않기 때문에 치매로 진단할 수 없다. 따라서 '양성/악성 노인성 건망증'(Kral, 1962), '노인성 기억력 장애'(Crook, Bartus, Ferris, Whitehouse, Cohen, & Gershon, 1986), '노인성 인지 저하'(American Psychiatric Association, 1995) 등 다양한 용어와 정의를 사용하였다. 현재는 이 환자의 대부분이 '경도인지장애(mild cognitive impairment: MCI)'에 속한다(Petersen, 2004). 경도인지장애가 있는 사람은 치매로 발전할 위험이 높으며, 연구자에 따라서는 경도인지장애가 알츠하이머병의 가장 초기 단계라고 주장하기도 한다(J. C. Morris et al., 2001). 이 책에서 소개한 치매환자 중재법은 경도인지장애 범주에 속하는 경우에 적절하게 적용할 수 있을 것이다(Woods & Clare, 2006).

진단 평가를 내리려면 종합적이고 여러 전문분야적 평가가 필요하다. 진단 평가 과정 중 특히 신경심리평가의 역할에 대해서는 제7장에서 좀 더 자세히 설명하고 이와 관련하여 인지재활 평가 시 고려할 사항으로 다룰 것이다. 여러 전문분야적 진단 평가 접근법은 환자를 평가할 때 다양한 영역을 고려해야 하고 다양한 상황에서 환자를 살펴보는 것이 중요하다.

치매를 이해하기 위한 개념적 체계

치매를 이해하는 '표준 인식체계'(Kitwood, 1997)는 의학적 또는 질병 모델에 의거한다(Roth, 1994). 질병 모델을 토대로 한 연구는 치매의 임상적 특성과 관련된 뇌의 병리학적 변화 원인을 밝히는 것을 중요시하며, 이로 인해 우리는 병인론에 관해 많이 알게 되었다. 그러나 많은 연구 결과에 의하면 치매의 병인 기전은 단순하지 않아서, 더 넓은 시야로 접근할 필요가 있다. 예를 들어, 알츠하이머병의 특징적인 신경병리학적 소견은 인지장애가 없는 몇몇 노인의 뇌에서도 발견될 수 있다. 이와는 반대로 임상적으로는 알츠하이머병의 모든 증상을 보이지만 환자의 뇌를 부검할 때 비정상적인 병리학적 소견이 관찰되지 않는 경우도 있다(Snowdon, 2003). 이런 현상을 설명하기 위한 가설 중 하나가 인지예비이론(cognitive reserve hypothesis)이다(Stern, Zarahn, Hilton, Flynn, De La Paz, & Rakitin, 2003). 교육적 혜택을 더 많이 받고 인지 활동과 신체 활동을 더 많이 하고 사회적 관계를 더 폭넓게 한 사람일수록 인지예비능을 더 탄탄히 구축하여 뇌의 병리학적 상태로부터 뇌를 보호해 준다는 이론으로, 인지장애가 발생하기 위해서는 보다 광범위한 뇌의 병적 손상이 필요하다는 것이다. 이러한 뇌의 병리적 손상과 임상적 증상의 차이는 심리사회 인자와 관련성이 있을 것이다. 질병 진행과 병리 소견이 인과관계가 있을 것으로 추정하는 단순한 질병 모델은 장애 정도가 예측한 것보다 더 심각한 '초과 장애(excess disability)'나(Reifler & Larson, 1990), 환경 변화 이후에 인지기능이 개선되거나 안정화되는 '치매 회복기간(rementing)'(Sixsmith, Stilwell, & Copeland, 1993), 혹은 합병증으로 인한 일시적 입원 이후에 종종 발생하는 급격한 인지기능의 저하(Kitwood, 1996)를 설명할 수 없다. 이 모든 것을 설명하려면 심리적 인자와 사회적 인자를 함께 고려해야 한다.

'대안적 인식체계'를 명확히 표현한 것은 Kitwood(1996, 1997)이지만 비슷한 개념은 다른 연구자들이 먼저 제시하였다(Sabat, 1994, 1995; Sabat & Harré, 1992; Sabat, Wiggs, & Pinizzotto, 1984).

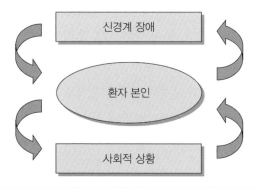

[그림 2-1] **치매의 변증법적 모델(Kitwood, 1997)**

Kitwood(1996, 1997)는 변증법적 치매 모델을 제안하였다([그림 2-1] 참조). '변증법'이라는 용어가 내포하는 바와 같이 이 모델은 생물학적 차원과 심리사회적 변수 사이의 상호작용을 강조하고 있다. '대안적 인식체계'는 치매가 일어나는 과정을 이 두 차원을 연결 지어 설명하기 위해 제시되었다. Kitwood는 개인의 알츠하이머병 징후와 진행은 그 사람의 신경계 장애, 육체적 건강, 감각적 예민함, 인격, 개인적 경험, 사회심리가 환경, 의사소통과 상호작용의 관점에서 영향을 받는다고 제안하였다. 사회심리가 '악성'이라면 치매 경과는 악화일로를 걷는다. 사회적 상호작용, 돌봄 과정이 열악하고, 환자의 인격과 개인사를 감안하지 않으면 자기효능감이 하락하여 생물학적 차원과 심리사회 변수 사이의 상호작용이 더욱 악화될 가능성이 있다(Sabat, 1994). Kitwood에 따르면 정신이나 심리적 수준에서 어떤 사건이나 상태를 경험하면 뇌에서도 같은 변화가 일어난다(Kitwood, 1997, pp. 17-18, 50-53, 67-69). 뇌는 변화 잠재력이 상당하여(가소성) 어떤 경우 치매에 머물러 있기도 하며, 뇌 구조는 평생에 걸쳐 경험과 환경에 반응하여 형성된다. 뇌 구조가 경험에 영향을 줄 수 있듯, 심리 경험이 뇌 구조에 영향을 줄 수도 있다. 좋지 못한 사회적 환경으로 인해 초과 장애가 유발되고 인지 저하가 빨리 진행될 수 있다. 반면, Kitwood에 의하면 양호한 사회심리적 인자가 풍요로운 환경과 맞물려 어느 정도 신경의 재생을 촉진시키거나 최소한 일정 기간 동안 기능을 유지하게 할 수 있으며, 이를 뒷받침하는 근거 역시 존재한다(Bråne, Karlsson, Kihlgren, & Norberg, 1989; Karlsson, Bråne, Melin, Nyth, & Rybo, 1988). 사람은 치매가 가져오는 변화에 대처하고 적응하게 되므로 이런 요소 간 상호작용은 개인의 심리적 프로필에 크게 좌우된다. 이런 점은 사람의 심리적 요구를 충족하고 인격, 자아, 사회적 가치를 인정하며 삶의 질에 영향을 주는 돌봄이 되어야 함을 분명히 시사한다(Brooker, 2004). 이를 '사람 중심' 돌봄이라 한다.

치매가 생물학적, 심리학적, 사회적 변화나 요구와 관련이 있고 사회와 문화의 신념과 실천이 뒤따라야 한다는 내용은(Downs, Clare, & Anderson, 출판 중) 생물심리사회 접근법 내의 포괄적 설명 구조에 포함된다(Engel, 1977). [그림 2-2]에서 요약한 바와 같이 생물심리사회 체계하에서는 신경계 또는 신체적 손상, 활동 참여 제한(장애), 사회적 참여 제한(핸디캡)으로 구분할 수 있으므로 신경심리사회 체계하에서 장애를 이해하는 것에 도움이 된다(World Health Organization, 1980, 1998). 활동과 참여 제한 여부는 개인적, 사회적 상황에 영향을 받으며 손상(impairment)의 직접적인 결과

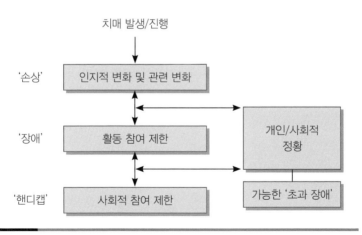

[그림 2-2] **치매 장애(Disability) 모델(WHO, 1980, 1998).**

는 아니다. 부정적 환경은 생기지 않아도 될 초과 장애를 발생시킬 수 있다(Reifler & Larson, 1990). 치매를 장애(disability)라는 체계 안에서 개념화하면 이런 각각의 장애 단계를 이해, 판단하고, 각 단계의 상호작용을 고려하여 환자의 행복을 최대한 추구할 수 있다. Kitwood의 변증법적 모델이 이런 접근법과 일맥상통한다.

▌ 알츠하이머병에 적용하는 생물심리사회 체계

생물심리사회 체계를 이용하면 치매를 장애라는 관점에서 볼 수 있고, 이어 중재에도 커다란 영향을 주게 된다. 여기에서는 알츠하이머병을 예로 들어 생물심리사회 접근법을 이용하여 우리가 가지고 있던 치매에 대한 개념을 확장하는 방법을 자세히 논하고 중재에서 몇 가지 중요한 점을 제시하였다. 생물학적, 심리학적 그리고 사회학적 단계, 이 세 단계를 차례로 검토하여 이들 간에 일어날 수 있는 상호작용을 다루었다. 각 단계의 중재가 상호 영향을 줄 수 있으므로(Koltai & Branch, 1999) 어떤 한 중재의 편익이 여러 부분에서 나타날 수 있다. 〈표 2-1〉에 각 단계에서 생각해 볼 수 있는 다양한 사안을 개략적으로 제시하였다.

〈표 2-1〉 알츠하이머병 환자와 그 가족을 위한 포괄적 중재를 구상할 때 고려할 영역

단계	접근 영역	가능한 중재
생물학적	유전적 취약성	없음
	가능한 가역적 원인	가역적 원인이 있으면 치료
	뇌 변화; 신경계 징후	진행속도를 완화시키는 치료
	신체적 건강 문제, 움직임, 감각 손상	신체적 건강 문제, 만성 통증 등 치료, 움직임 증진
	처방약의 작용/상호작용	처방약 모니터/경감
심리학적	신경심리학–모든 인지기능, 일상생활 기능과 가사 수행	인지장애 결과 보조 지원, 즉 기억력 문제 관리 전략, 적응 행동 개발 중재
	생활사, 최근 성격이나 행동에 일어난 변화, 불안과 우울증, 파국반응, 대응 및 방어기제를 포함한 개인의 심리학적 요구	지원집단, 심리요법, 상담, 인생 검토, 회상, 정체성 유지, 불안이나 우울증 처리 전략
	환경과 자극 수준의 풍부함	환경 적응과 강화
사회적	사회적 상호작용과 의사소통, 사회망	의사소통과 긍정적 상호작용을 촉진하기 위한 간병인 훈련
	일차 간병인 필요, 양자 의사소통	간병인 중재, 즉 심리교육이나 지원집단, 개인요법이나 카운셀링, 동반자나 가족요법
	다른 가족 구성원 필요	지원, 가족요법
	간호 실무, 상호작용, 태도 공식화	직원 훈련 및 환경 강화
	사회적 차별과 오명을 당한 경험	차별적 태도에 대응하는 접근법
	사회적 분위기와 경제적 상황, 서비스와 자원 접근	서비스에 공평한 접근, 혜택 신청 지원

생물학적 측면

생물학적 단계에서는 개인의 발달 인자, 병리학, 신체적 건강을 고려해 볼 수 있다. 유전적 영향 면에서는 두 가지 알츠하이머병 범주로 구분한다(R. S. Turner, 2003). 드문 경우로, 1, 14, 21번 염색체의 결함이 보통염색체 우성으로 부모에서 유전되는 가족 알츠하이머병이 있다. 이 유전자를 물려받은 사람은 대개는 어린 나이에 발병한다. 이보다 흔한 경우는 가족력 문제가 아닌 경우의 알츠하이머병으로, 19번 염색체에 있는 아포지질단백질 E-4(Apo E-4) 대립유전자가 발병의 위험을 높이는 인자로 작용하는 경우나, 12번 염색체 이상과 관련이 있는 후기 발병 알츠하이머병이 있다. 그러나 고위험군 조합을 지닌 사람 중에서도 어떤 사람에게는 알츠하이머병이 발생하고 어떤 사람은 발병하지 않는 이유는 명확하지 않다. 이는 분명 평생 동안 외부적 요인이 유전자의 후성적 효과와 생물학적 효과에 미치는 영향과 연관될 것이다. 예를 들어, 심리적 트라우마로 인해 발생한 스트레스가 시상하부-뇌하수체-부신 축에 영향을 주어 신경을 손상시키고 알츠하이머병으로 발전하게 되었을 수도 있다(O'Dwyer & Orell, 1994). 이런 요소를 좀 더 이해하게 되면 미래에는 예방적 중재의 길이 열릴 가능성도 있다. 여기에 대해서는 제4장에서 논할 것이다.

광범위한 신경병리학적 특성은 알츠하이머병 증상이 있는 사람에게 모두 나타나는 것은 아니다. Morris는 이런 신경병리학적 특성과 인지기능에 미치는 영향을 종합적으로 검토하였다(R. G. Morris, 2004). 주요한 측면으로는 전반적인 뇌 위축, 뇌 세포 소실, 비정상적인 단백질 대사로 인한 구조 변화, 신경화학적 변화가 있다. 많은 알츠하이머병 환자에게 혈관성 변화와 백색질 병변도 나타나며, '혼합형 치매'라 하여 알츠하이머병과 혈관성 치매가 공존하는 경우도 많다는 인식이 점점 확대되고 있다(Norris et al., 2003). 두 조건의 위험인자가 매우 비슷하며, 혈관 위험인자는 알츠하이머병 위험도를 높이는 듯하다. 알츠하이머병 환자의 신경계를 검사해 보면 반사 기능이 비정상일 수도 있는데, 전두엽이 악화되어 나타나는 것으로 보고 있다. 뇌파도 비정상으로 나타나는 경우가 있다.

알츠하이머병 발병을 예방하거나 완치하는 치료법은 없지만 신경생물학 차원의 치료는 현재 나와 있다(Lopez & Bell, 2004). 현재 이용할 수 있는 약물치료는 치료 기간에 한계는 있으나 알츠하이머병 증상을 완화하는 것이 목적이다. 콜린성 시스템 기능 부전은 알츠하이머병과 신경세포 소실의 관계를 가장 강력히 보여 주며, 콜린 기능 항진을 위한 아세틸콜린에스테라아제 억제제 약물치료 연구의 중심기전이 된다. 이러한 약물치료는 구두 학습과 기억, 정신운동 기능, 주의력 개선에 어느 정도 도움이 될 수 있다(Rogers, Doody, Mohs, Friedhoff, & the Donepezil Study Group, 1998). 간이정신상태검사(MMSE; Folstein, Folstein, & McHugh, 1975)에서 2~3점의 변화가 나타나는 것으로 증상이 개선되는 것을 알수 있으며, 6개월 정도 악화를 막을 수 있다. 그러나 간이정신상태검사를 반복할 경우 학습효과로 인해 점수가 호전될 수 있으므로 이런 경과 판단에는 신중을 기하여야 하고 시험-재시험 신뢰도에 한계가 있다는 점을 고려하여, 최소 4점의 변화가 보이는 경우에만 유의한 것으로 받아들여야 한다(Clarke et al., 1999).

알츠하이머병 환자 중 상당수가 치료가 가능한 다른 신체 건강 문제도 안고 있다(J. C. Morris, 1996). 이런 상태를 치료하지 않으면 인지기능에 악영향을 주어 초과 장애를 일으킬 가능성이 있다. 비슷하게, 치매환자 중 감각 손상이 있는 사람은 이를 인지하지 못할 경우 기능이 악화될 수 있다(Kitwood, 1996). 기능은 다중 처방이나 약물 상호작용 같은 의인성 인자의 영향도 받을 수 있다. 알츠하이머병 환자의 포괄적 중재 계획을 세울 때에는 신체 건강 문제도 함께 치료해야 초과 장애를 최소한으로 줄이고 가능한 최대 수준으로 신체 기능을 발휘할 수 있다(Cohen & Eisdorfer, 1986). 관절염, 통증 관리, 움직임 유지, 감각 손상 보완, 신체적 불편 감소 같은 만성 상태를 인지하여 안정화하는 것이 중요하다.

심리학적 측면

신경생물학적 단계에서 일어나는 변화가 신경심리 기능에도 직접적인 영향을 준다(R. G. Morris, 2004). 알츠하이머병 초기 단계에는 특정한 인지기능에 장애가 생기지만 다른 기능은 정상이다. 앞서 말한 대로 알츠하이머병이 나타나는 양상에는 차이가 있으며, 다양한 신경심리 프로필이 관찰된다(R. G. Morris & Becker, 2004). 기억력이 가장 초기에 영향을 받고, 특히 일화기억이 가장 많이 손상된다. 여기에 대해서는 제4장에서 상세히 다룰 예정이다. 주의력(Crossley, Hiscock, & Foreman, 2004), 수행기능(Collette & Van der Linden, 2004), 단어 찾기(Kertesz, 2004)도 영향을 받을 수 있다. 질병이 악화하면서 정신운동기능도 손상되고(Kidron & Freedman, 2004), 기억, 주의력, 언어, 수행 기능 저하가 더 광범위해지며, 전반적 인지기능 저하가 뚜렷해진다. 시공간지각능력 장애는 특이한 경우에는 아주 초기 증상으로 나타나기도 하지만, 대개는 초기 이후에 뚜렷해진다(R. G. Morris & McKiernan, 1994). 개인이 겪는 인식 수준 변화에는 편차가 있으며, 그 차이는 신경심리 장애와 심리학적 반응 간 상호작용으로 결정될 가능성이 있다. 이 점은 제3장에서 논할 것이다.

지각력, 병의 진행과정, 감정적 경험 변화는 신경계 변화가 원인일 수도 있다(Zaitchik & Albert, 2004). 기능소실 인식으로 인한 심리적 반응(Wands, Merskey, Hachinski, Fisman, Fox, & Boniferro, 1990), 또는 이 두 가지 요인의 상호작용으로 감정적 변화가 생길 수 있다. 보고에 따라 차이가 있지만 불안과 우울증 유병률은 높은 편이다(Ross, Arnsberger, & Fox, 1998). 예를 들어, Wands 등(1990)은 초기 치매환자 50명을 대상으로 조사했을 때 불안을 느끼는 사람이 38%, 우울증은 28%인 것으로 확인했다. Reifler와 Larson(1900)은 우울증이 알츠하이머병 환자에서 발생하는 심각한 장애의 가장 일반적인 원인이라고 하였다. 인지와 감정의 관계에 대한 이론적 모델에서 제시한 바와 같이 인지력이 저하되면서 감정이 경험과 반응에 좀 더 직접적으로 영향을 주어 치매환자에게 긍정적인 작용을 할 수도 있다고 한다(Teasdale & Barnard, 1993).

신경계와 심리요소의 상호작용으로 초기 알츠하이머병 단계에서 행동과 성격상 미세한 변화가 올 수도 있다(Petry, Cummings, Hill, & Shapira, 1989). Hagberg(1997)는 정신역동 관점에서 인격 구조에 영향을 받아 자존감 저하, 퇴행행동, 고통스러운 감정을 회피하기 위해 보다 원시적인 방어기제 이용, 전에는 의식하지 않았던 것에 대한 인식 등이 활성화된다고 하였다. 치매 초기 단계에는 어려움에 대해 부정, 회피, 타인 비난을 포함하여 손실을 인정하지 않고 스스로를 보호하는 방어 기제를 이용할 수 있다(O'Connor, 1993). 또한 치매가 진행되면 애착이 주요한 문제로 다시 등장할 수 있다(Miesen, 1992). 초기 친밀한 관계 안에서 발전한 애착 방식이 타인에 대한 개인의 행동을 인도하는 '관계의 내적 작동 모델'에 영향을 주고 관계의 질에도 영향을 준다. 애착 유형은 후기에도 남아 타인에게 받는 지원이나 상호작용 만족도에 대한 태도에 영향을 주며(Bradley 8c Cafferty, 2001), 특히 인지장애가 진행되면서 두드러질 수 있다(Browne & Shlosberg, 2005). 치매환자의 경우 낯선 상황을 계속 경험하면 애착과 안전에 대한 욕구가 활성화될 수 있다. 애초에 이러한 요구가 있기 때문에 간병인과의 초기 관계에 집착하게 될 수 있다. 조기 애착에 문제가 있는 사람은 보살핌을 받을 필요성이 커질수록 감정적으로 침울해질 수 있다.

알츠하이머병은 행동 변화가 흔하며, 불안, 공격성, 무관심, 개인 위생에 대한 주의력 결핍 등은 간병인에게 문제가 될 수 있다(Camp & Nasser, 2003). 특히 고함이나 공격성, 실금이나 배회 등은 단순히 인지장애만으로는 설명할 수 없는 심각한 장애로 봐야 한다(Bleathman & Morton, 1994). 치매이상행동을 기능적으로 분리하면 적절한 중재법을 선택하는 데 도움을 줄 수 있다(예: Bird, 2001). 아마도 치매환자에서 자신감 상실로 인한 사회적, 환경적 접촉이 감소하고, 결과적으로 복지혜택 감소와 행동장애로 이어질 수 있다(Woods & Britton, 1985).

심리적 관점에서 보면 치매의 발병은 자신을 위협하는 것으로 이해할 수 있다(Pearce, Clare, & Pistrang, 2002). 수많은 심각한 질병이나 장애도 그렇지만, 치매환자가 자기 인식이 감소하고 자기 기능이 상실된다고 느끼는 경우에, 치매를 더욱 심하게 위협적인 병으로 이해할 수 있다. 그러므로 초기 치매환자의 경우, 자신의 경험과 관련된 시간적 연속성을 인지하는 데 어려움을 겪고, 미래의 자신에게 일어날 일에 대한 예측이 불확실해진다. 마찬가지로 기억이 경험에서 주된 역할을 하기 때문에 기억력이 손상되면 자신의 경험 자체를 의심하게 된다. 이러한 변화는 관계, 특히 손주의 성장을 보는 것과 같은 미래의 희망에 대해서도 상실감을 줄 수 있다. 초기 치매환자는 이런 근본적인 문제를 고려해야 하는 동시에 기억력 및 인지 장애가 나타나서 직접 겪게 되는 문제와도 직면하게 된다. 직접적인 결과가 아니라도 기억력 저하에 대한 타인의 부정적 반응을 경험할 수 있고, 이로 인해 자신감을 상실하고 활동을 피하면서 자아가 위협받을 수 있다.

알츠하이머병으로 인한 변화에 대처하는 방법을 고려할 때 심리적 측면이 중요하다. 환자의 행복감을 극대화하고 심각한 장애를 최소화하기 위해서는 적응대처 전략을 개발하는 것이 중요하나, 일단 알츠하이머병이 발병하면 이용 가능한 대처자원이 더 필요하다. 알츠하이머병은 흔히 인생 후반부로 넘어가려는 시기에 발병하며, 한 사람의 인생을 돌아보고 중요한 주제나 문제 해결책을 찾고 상실을 수용하고 죽음에 다가가는 등 나이가 들어가면서 개인과 가족이 경험하는 정상발달과업과 중첩된다(Coleman & O'Hanlon, 2008). 초기 알츠하이머병 환자의 현상적 경험과 대응 전략에 대한 최근 연구(Clare, 2003a)에서는 두 가지 핵심 요소를 제시하였다. 기존에 갖고 있던 정체성을 보호 혹은 유지하려는 시도, 변화한 정체성 발전을 촉진하기 위해 변화를 인정하고 받아들이는 시도가 그것이다. 여기에 대해서는 제3장에서 상세히 논할 것이다. 이런 문제에 대한 개인의 현재 요구와 자신의 상황을 인지하는 방식을 이해하는 것은 각 단계에서 어떤 종류의 중재가 적절할지 결정하는 데에 중요하다.

알츠하이머병 환자와 그 간병인이 시도하는 심리중재 범위는 매우 광범위하다(Kasl-GodIey & Gatz, 2000; Zarit & Edwards, 2008). 그러나 현실적으로 대부분의 알츠하이머병 환자는 심리적 지원을 받을 가능성이 매우 낮다. 문헌에서 소개하는 접근법에는, 예를 들어 인생 회고(Woods, Portnoy, Head, & Jones, 1992), 회상(Bender, Bauckham, & Norris, 1998), 자기유지치료(Romero & Wenz, 2001), 정신치료(Cheston, Jones, & Gilliard, 2003), 체계적 가족치료(Curtis & Dixon, 2005), 인지행동치료(Marriott, Donaldson, Tarrier, & Burns, 2000), 행동 및 기능 분석법(Bird, 2000, 2001), 심리교육 및 지원집단(Yale, 1995), 환경 변화(Woods & Britton, 1985) 접근법뿐 아니라 구체적으로 기억력을 표적으로 한 치료법도 있다. 기억력 치료법의 경우 제8장에서 자세히 논할 것이다. 기억력 장애가 초기 알츠하이머병의 주요한 특징이고 환자의 일상생활과 행복에 광범위하게 영향을 주므로(Bieliauskas, 1996), 알츠하이머병을 생물심리사회 체계 내에서 이해할 때에도 기억력 저하에 대처하기 위한 중재가 특히 중요하다.

사회적 측면

사회적 혹은 구조적 차원에는 개인 간 상호작용, 실제 돌봄에서 표출되는 방식, 다양한 사회적 태도, 사회적 이점이나 결핍의 영향까지 포함된다. 알츠하이머병 환자와 그 사회망에 속한 사람들은 서구 사회에서 종종 부정적으로 나타나는 노화와 관련된 광범위한 사회적 태도와 관행을 경험한다(Bond, Coleman, & Peace, 1993). 이런 부정적 영향을 막기 위해서는 대중의 인식을 높이고 전문가와 대중이 모두 질 좋은 교육을 받아야 한다(Reifler & Larson, 1990).

장애에 대한 사회적 모델은 태도, 환경, 관행, 정책적으로 미흡한 부분에 초점을 맞춘다(M. Oliver, 1990). 타인의 태도와 상호작용으로 인하여 일반인과 차이가 있는 사람의 존엄을 박탈하고, 장애를 더욱 심화시킬 수 있다(Kitwood, 1997). Sabat(2001)은 치매가 인간관계 속에서 자신을 사회적으로 표출하는 데 영향을 주어, 치매환자는 타인에 비해 인간관계 형성에 불리해진다고 주장하였다. 이로 인해 치매환자가 부끄러움과 당혹감을 느끼면서 그들의 자아감과 정체성에도 영향을 줄 수 있다(Cotrell & Schulz, 1993). 이와 마찬가지로 가족 간병인, 간병인, 알츠하이머병 환자와 접촉하는 타인이 감정적으로 멀어지고 보호 전략으로 '그들과 우리'로 입장을 분리하는 방식을 택할 수 있다(Hausman, 1992). 치매라는 낙인이 개인의 사회망으로 확대될 수도 있다(Shifflett & Blieszner, 1988). 간병인 훈련, 조언, 지원을 통해 의사소통(Bourgeois, 1991)과 선택권(Allan, 2001)을 늘리는 방향으로 중재를 할 수 있다.

알츠하이머병이 발병하면, 가족 구성원—일반적으로 배우자나 성인 딸—과 가까운 친구가 어느덧 간병인 역할을 하고 있는 경우가 많다. 가족 간병인의 경험과 요구에 대해서는 많은 문헌이 있으며(Zarit & Edwards, 2008), 간병 과정을 이해하는 데 도움을 줄 수 많은 모델도 나왔다. Pearlin의 스트레스 과정 모델(Pearlin, Mullan, Semple, & Skaff, 1990)은 간병을 치매 진행 단계에 따라 나누고 있으며, 여기에서는 스트레스 요인과 대처자원 간 미세한 균형을 끊임없이 추구해야 한다고 하였다. 이 모델이 치매환자의 관점을 직접적으로 반영하지는 않았지만, 간병의 질은 치매환자에게도 분명 영향을 주고, 간병인의 행복과도 밀접한 관련이 있다. 간병인이 스트레스를 겪을 때 특히 부정적 상호작용이 일어날 가능성이 있다. 치매환자가 전처럼 반응하지 않을 수도 있고, 상호 의사소통도 감소할 가능성이 있다(Clare & Shakespeare, 2004). 특히 의미 있는 공유 활동을 어느 정도 지속하는 것이 가능할 경우 스트레스 수준을 줄여 가정 간병인의 경험에 긍정적인 측면이 있을 수도 있다는 점을 주지한다. Andrén과 Elmståhl(2005)은 간병인이 부담감을 느끼는 경우도 있지만, 상당수의 간병인이 자신의 역할에 굉장히 큰 만족감을 느낀다고 보고했다. 그러나 돌봄에 긍정적인 측면이 있을 수 있다 해도 간병인의 건강을 조사해 보면 돌봄이 행복 저하, 의욕 저하, 우울증(Zarit & Edwards, 출판 중) 및 신체적 질병(Kiecolt-Glaser, Dura, Speicher, Trask, & Glaser, 1991)과 관련 있는 경우가 많다. 치매환자 돌봄의 어려움은 간병인이 상황을 판단하는 정도에 의해 결정된다(Gatz, Bengtson, & Blum, 1990). 이 판단에는 속상함이나 어려움을 관리하는 방법 면에서의 구체적인 판단과, 생활 변화를 수용하는 정도와 간병인이 할 수 있는 역할을 판단하는 것이 모두 포함된다. 간병인의 인격적 특성이 간병 일에 접근하는 방식과 대응 방식에 영향을 준다(Hooker, Frazier, &

Monahan, 1994). 대처는 무력감과는 반대로 사건을 통제하는 감각이라 할 수 있다.

가장 흔히 볼 수 있는 치매 간병 관계 형태는 배우자가 간병인인 경우이다. 치매에 걸린 남편을 간병하는 부인이 치매 간병인 중 대다수이다. 간병인은 간병인과 치매환자의 관계가 가까울수록 간병인의 스트레스가 커지고, 정신건강이 더 많이 악화된다 (Gilhooly, 1984). 간병인은 자신에게 의존하는 배우자를 간병해야 할 뿐 아니라 동반자이자 절친한 친구이자 지원자도 상실하게 된다. 배우자와 함께 생활하는 초기 알츠하이머병 환자는 자신의 배우자에게 점점 의존하게 된다. 실제, 초기 알츠하이머병 대처 전략 모델에서 가장 흔히 묘사되는 경우이다(Clare, 2002c). 기존에 형성되어 있는 관계의 질이 간병의 질에도 영향을 줄 가능성이 있다. 간병은 기존의 가족 문제를 심화시킬 수 있고, 남편과 부인의 관계가 원래 좋지 못했다면 간병인의 행복에 부정적 결과를 준다는 연구 결과가 있는가 하면(Samuelsson, Annerstedt, Elmståhl, Samuelsson, & Grafström, 2001), 반대로 관계가 튼튼하면 간병인이 의무보다는 애정에서 간병 역할을 떠맡는 경우가 많으므로 스트레스 수준이 더 낮다고 한다. 치매 중증도가 더 심할수록 일반적으로 남편을 간병하는 부인이 부인을 간병하는 남편보다 더 고통스럽다고 한다(Collins, 1992). Kahana와 Young(1990)은 간병 관계의 상호 모델의 중요성을 강조하고, 간병인과 치매환자 간의 상호작용 주기를 정밀히 분석할 필요가 있다고 하였다. 예를 들어, Cavanaugh 등(1989)은 치매환자의 인지장애를 도와주는 환경에 대한 식견을 이용하여 문제 해결을 위한 활동의 일환으로 간병인이 환자를 도와주는 방식을 조사하였다. 최근에는 간병 상호관계 (caregiving dyad)를 고려한 관계 중심 방식을 제안하였다(Keady & Nolan, 2003). De Vugt 등(2004)은 '지원' '보살핌' '비순응'이라는 세 가지 간병인 관리 유형을 구별하고, 간병인 관리 유형과 치매환자의 행동 문제 수준 간 순환적 상호관계를 증명하였다.

간병을 가족체계의 문제라는 관점에서 살펴보기도 한다. 가족 간병인 임상중재는 변화가 가능한 스트레스 처리를 목적으로 하며, 정보 제공, 스트레스 관리 지원, 감정적 대응 표현 촉구, 실질적인 문제 해결 격려, 대처자원 강화에 목적을 두고 있다(Brodaty, Green, & Koschera, 2003; Mittelman, Roth, Coon, & Haley, 2004). 이와 같은 중재의 종류에는 심리교육, 지원집단, 개인 상담이나 치료, 가족치료나 부부치료 등이 있다. 특히 심리교육 중재는 행동증상을 조절하는 구체적인 기술, 효과적인 의사소통, 인지자극의 제공 또는 실질적인 간호과제의 수행 등을 포함하고, 치매와 관련된 의학, 심리학, 사회적 측면, 재정 및 법률, 이용할 수 있는 서비스에 대한 정보를 제공한다(Bourgeois, Schulz, Burgio, & Beach, 2002). 지원집단은 이런 영역 중 일부에 초점을 맞출 수도 있고, 경험 공유, 집단 내 관계 발전, 다른 잠재 지원 자원 식별 촉구 등 구성원에게 사회적 지원을 늘리는 것이 목적이 될 수도 있다(Hettiarachty & Manthorpe, 1992). 개인 치료나 상담은 감정적 반응의 논의, 역할 변화 조정, 문제 해결 및 자기 관리를 하도록 격려하며(Brodaty, 1992) 인지행동치료나 정신역동치료와 같은 구체적인 치료 인식체계(O'Connor, 1993)를 적용하기도 한다. 가족치료나 카운셀링은 가족이 처한 상황에서 생기는 문제를 해결하고 통제력을 높이는 기술을 개발하는 것이 목적이 될 수도 있다 (Gatz et al., 1990). 간병인에게 초점을 맞춘 전문간호팀(영국의 'Admiral Nurses')의 지원 같은 지역사회 기반 서비스는 간병인의 고통을 경감하는 데 도움이 된다(Woods, Wills, Higginson, Hobbins, & Whitby, 2003). 평가와 기여의 중요성을 감안할 때, Mittelman 등 (2004)은 여러 요소 지원과 카운셀링 중재가 간병인으로 하여금 치매환자의 이상행동 대처에 대하여 적절한 판단을 하도록 도움을 준다고 하였다.

공적 개호 시설에서는 간병인과 치매환자의 상호작용은 부정적 요소가 많은 '악의적 사회심리'가 반영될 수 있다. 심지어 선의로 형성된 상호작용에서도 이런 심리가 반영될 수 있다. 공적 개호 시설에 있는 알츠하이머병 환자와의 상호작용에서 관찰되는 이 '악의적 사회심리' 요소에는 치매환자 협박, 무시, 조롱, 얕보기, 낙인 등 Kitwood가 '개인적 비난'이라고 묘사한 행동이 들어간다. 이런 개인적 비난은 치매환자를 더 위축되게 할 수 있다(Pollitt, 1996). Kitwood(1997)는 알츠하이머병 환자가 최상의 보호와 행복을 누리고 간병인과 함께 즐거운 공유 활동에 참여할 수 있는 긍정적 상호작용을 강조한 '새로운 돌봄 문화'를 주장했다. 이것이 바로 효과적인 사람 중심 간병을 통하여 성취할 수 있는 점이다(Brooker, 2004). 이런 종류의 돌봄은 경우에 따라 보다 긍정적이고 좋은 환경의 영향이 반영되어 '치매회복'으로 이어지는 경우도 있으며(Sixsmith et al., 1993), 신체적 및 신경생물학적 단계에 영향을 줄 수 있을 뿐만 아니라(Bråne et al., 1989) 심리적 행복도 증진할 수 있다.

재활의 연관성

생물심리사회 체계에서 장애라는 관점에서 치매를 개념화하면 다양한 중재 가능성이 나오며 가장 넓은 의미에서 심리사회 중재에 대한 강력한 근거를 보여 준다. 최근 몇 년 사이 관계와 상호작용에 초점을 맞추고, 치매를 삶 속에 받아들여 관리하자는 인격적인 사람 중심의 개념이 등장하면서 치매돌봄에 '조용한 혁명'이 일어나고 있다(Clare, Baddeley, Moniz-Cook, & Woods, 2003). 전에는 상당히 무시했던 치매환자의 관점(Cotrell & Schulz, 1993)을 이제는 가족 구성원이나 간병인의 관점과 함께 조사하고 그 가치를 인정하고 있다(Sabat, 2001). 치매에 대한 심리사회적 모델(Sabat et al., 1984)에서 치매환자 개개인의 과거 경험과 사회적 환경 여건이 치매로 인해 생기는 문제에 대한 대처 전략을 짜는 데 도움을 주고 신경계 장애 발현과 과정에 미치는 영향이 조명되고 있다.

알츠하이머병 환자와 그 가족의 요구를 충족하기 위해 전체론적인 중재 접근법이 나왔으며, 여기에서는 평가와 중재는 생물심리사회 개념체계의 세 가지 수준을 모두 포괄한다. 생물학적 차원에서는 약물치료를 제공하여 신체 건강 문제를 처리할 수 있다. 심리적 차원에서는 기능과 행복을 극대화하기 위해 알츠하이머병 적응 및 대처 과정을 돕는 다양한 치료와 심리학적 지원 중재를 할 수 있다. 사회적 차원에서는 정보, 지원, 치료적인 면에서 치매환자를 돌보는 간병인을 돕거나, 간병인에게 일반적 교육 지원 또는 전문적 교육도 제공함으로써 치매환자가 적절한 돌봄 및 건강 관리를 받도록 하고, 나아가 간병인이 치매환자의 편에서 옹호 또는 대변할 수 있게 할 수 있다. 또한 치매환자가 부정적인 반응과 낙인에 대처할 수 있도록 사회적 태도를 바꾸는 활동도 필요하다.

효과적인 중재의 목적에는 기능과 행복 최적화, 장애 증가의 최소화, 자기효능감 및 대응 기술 증진, 자존감 위협에 대한 대처, 악의적 사회심리 발달 방지가 들어간다. 이런 목적에는 재활 접근법의 핵심 원칙이 반영되어 있다(McLellan, 1997). 재활의 정의는 "부상이나 질병으로 움직임에 제약이 있는 사람이 최적의 신체적, 심리적, 사회적, 직업적 행복을 누릴 수 있게 하는 것"(McLellan, 1991, p. 785)이다. 실제 Cohen과 Eisdorfer(1986)는 재활은 알츠하이머병 환자 간병에서 철학적으로나 방법론적으로 중요한 역할을 한다고 하였다. 재활 개념이 신체적 건강과 심리적 행복, 생활 기술과 사회적 관계를 포함한 전반적 영역에서 기능을 극대화하는 데 초점을 맞추면서 알츠하이머병 중재에 대한 사고를 체계화하는 데에도 이런 통일된 핵심 개념을 제시할 수 있다(Clare, 2003b). 최근에는 재활의 관련성에 대한 인식이 커지고 있으며(Marshall, 2005), 치매 진단을 받은 사람 스스로가 재활 중심 접근법 옹호에 나서기 시작했다(Friedell, 2002).

치매환자의 재활은 개인, 장애의 특성, 사회적 정황과 시간에 따른 자연스러운 변화과정을 따라간다. 따라서 진행성 알츠하이머병의 재활목표는 병의 경과에 따라 바뀐다(Clare, 2003b). 인지장애가 주된 증상인 치매 초기에는 인지재활(B. A. Wilson, 2002), 특히 기억력 재활이 주 목표이다. 인지재활은 다음과 같이 매우 넓은 의미로 정의한다.

> 치료 의뢰인이나 환자 또는 가족이 뇌 손상으로 인해 발생한 결손을 가지고
> 살아가거나, 결손을 관리하거나, 결손을 무시하거나, 결손을 줄이거나, 결손을 해
> 결할 수 있게 해 주는 모든 중재 전략이나 기법(B. A. Wilson, 1997, p. 488).

이 넓은 의미의 정의에는 인지신경심리 이론과 특정 결함을 식
별해 다루는 모델, 학습 이론을 기반으로 한 행동 원리 적용, 인식
과 감정 조절을 중심에 둔 전인적 프로그램을 포함한 수많은 접근
법이 포함된다(B. A. Wilson, 1997). Wilson은 뇌 손상 환자를 위한
인지재활은 이런 각각의 접근법의 핵심 요소를 통합해야 한다고
주장한다. 통합적 접근법은 치매와 같은 진행성 장애가 있는 사람
에게 더 많지는 않더라도 적절해 보이기는 한다.

알츠하이머병 초기 단계에는 기억력 장애가 주된 특징이므로,
통합 접근법 안에서도 기억력 문제에 대응하는 중재가 특히 중요
할 가능성이 있다. 치매가 진행되면 다른 영역의 재활이 더 중요하
게 된다. 중등도 단계에서는, 생활 기술 유지와 전환 참여, 적절한
자극, 풍요로운 환경 제공, 행동장애를 피하는 데 초점이 맞춰지게
되며, 후기에는 움직임 유지나 통증 감소가 주가 된다. 후기에는
재활 목적이 최상의 행복과 존엄성을 강조하는 말기환자 완화치
료와 유사하다(Froggatt, Downs, & Small, 2008).

재활 중재는 활동과 사회적 참여를 할 수 있고 증진하는 데('장
애'와 '핸디캡'의 감소) 크게 중점을 두며, 근본적인 손상을 없애거나
줄이거나 치유하는 것이 목적이 아니다. 그럼에도 인지재활이 손

상 진행을 늦추거나 예방하는 데 기여할 수 있는지, 여기에서 고위험 환자의 손상 발병을 막거나 지연하는 데 기여하는가 하는 질문이 나온다. 인지재활이 이런 면에 가능성을 주는지 여부나 인지재활중재와 생물학적 단계의 중재를 가장 효과적으로 결합할 수 있는 방법은 앞으로의 연구에서 밝혀야 할 과제이다. 알츠하이머병 초기 발견은 인지재활중재의 관심을 증가시켰다. 따라서 인지장애가 분명한 경우 조속히 중재하고자 하려는 시도가 생겼으며, 즉 경도인지장애를 조기 진단하여 인지중재를 하는 것이 중요하게 되었다(Alladi, Arnold, Mitchell, Nestor, & Hodges, 2006). 인지중재에 대한 이해가 높아지면 일차 예방 가능성에 기여할 수도 있다. 역학 연구에서는 치매가 고령 인구 기능의 한쪽 끝을 대표할 수 있는 것으로 나왔다(Lishman, 1994). 이러한 관점에서 본다면, 일차 예방 시도로 치매 유병률을 줄일 수 있다(Brayne, 1994). 예방적 접근법이 놀라운 가능성을 열어 주더라도, 실제에서는 위험요인과 보호요인에 대한 지식에 한계가 있기 때문에 실제 이 방법을 사용할 수 있을지는 미지수이다. 그럼에도 보호요인은 생활방식 문제, 심리사회적 정황이 관련이 있는데, 예를 들어 사회망(Fratiglioni, Paillard-Borg, & Winblad, 2004), 인지자극 활동 참여(R. S. Wilson, Bennett, et al., 2002; R. S. Wilson, Leon, et al., 2002), 신체 활동(Laurin, Verreault, Lindsay, MacPherson, & Rockwood, 2001)이 모두 어느 정도 치매를 예방하거나 발생을 지연하는 가능성이 있는 것 같다. 재활 접근법을 이용한 예방 대책 개발 가능성은 흥미롭지만, 현재 이 분야의 관심은 이미 진단 받은 사람을 위한 중재 수준에 머물러 있다.

결론

생물심리사회 체계하에서 볼 때 치매를 장애라는 관점에서 이해할 수 있다. 이런 사고는 중재치료가 치매환자에게서 효과가 있을 가능성을 열어 준다. 향후 수년 이내에 치매의 예방법이 발견될 수도 있지만, 현 시점에서 가능한 치매환자의 행복을 극대화하기 위해서는 개인의 활동 및 참여를 적극적으로 지원해야 한다. 알츠하이머병 환자는 다양한 임상양상을 보이므로 각 개인에게 맞는 중재 접근법을 선택하는 것이 중요하다. 이를 위해서는 신경심리 프로필뿐 아니라 개인의 주관적 경험, 정황, 인식을 이해해야 한다. 제3장은 치매환자의 경험을 이해하는 데 중점을 두었고, 제4장은 인식과 그 의미, 제5장에서는 알츠하이머병의 신경심리를 탐구한다.

CHAPTER
03

치매 경험의
이해

이 장에서는 다음과 같은 맥락에서 치매 경험과 재활의 역할을 중점적으로 다룬다. 초기 치매환자의 주관적 경험 모델과 치매환자가 자신의 상태를 인식해 가는 과정에 대해 검토한다. 치매환자의 상황을 이해하기 위해 가족 간병인들과 환자 본인 간에 유발되는 상호작용의 특성에 대해 논하고, 치매환자 가족 간병인으로서의 경험을 개괄적으로 논하며, 치매환자의 사회적 참여에 초점을 맞춘 최근 연구를 소개한다. 끝으로 인지중재가 어떤 임상적 의미를 갖는지 논한다.

적절한 심리적 재활 중재를 제공하기 위해서는 먼저 관련 당사자의 주관적 경험과 이들이 그 경험에 대해 어떻게 적응하고 대처하는지에 대한 이해가 도움이 될 것이다. 치매환자 재활의 핵심은 치매환자가 선호하는 적응 및 대처 유형 지원, 행복 증진, 자아감과 정체성 및 가치 유지를 돕는 방식을 모색하는 것이다. 모든 치매환자에 해당하지는 않을지라도 많은 치매환자가 배우자, 가족구성원, 다른 간병인의 지원을 받는다. 종종 치매환자의 선호도 또는 요구와 충돌하기는 하지만 가족 구성원과 간병인의 요구를 조정하는 것도 중요하며, 가족 구성원을 한 개인으로 고려할 것이 아니라 가족이라는 시스템 안에서 이해하는 것이 중요하다.

치매환자의 경험 이해

비교적 최근까지도 치매환자의 주관적 경험에 대해서는 알려진 것이 거의 없었다. 치매환자는 치매 경험을 이해하는 데 직접 기여할 수 있는 참여자가 아니라 연구 대상자로 이해되어 왔다.

실제로, Kitwood(1988)는 그 어떤 공식적인 의제에서도 치매를 개인적인 측면에서 규정하는 시도를 한 적이 없었다라고 말했다. 이렇게 환자의 주관적인 치매 경험을 간과하는 분위기는 매우 광범위하게 나타나고 있어서 "상호주관적 관계 맺기로부터의 도피"라는 용어로 불린다(Kitwood, 1997, p. 70). Goldsmith(1996)는 치매환자와 그들의 경험에 대해 이야기를 나누면서 치매 경험을 이해하는 데에 치매환자가 실질적으로 참여할 수 있을 것이라 주장했다.

> 치매환자의 목소리를 듣는 것은 도전이자 긴 여정이며, 우리 자신이 그 과정에서 영향을 받게 될 것이다……. 그 목소리를 어떻게 들을지, 어떻게 독려하고 해석할지는 앞으로 시행되는 연구와 교육 프로그램에서 명확히 해야 할 것들 중 하나이다(p. 24).

당시 이 발상은 획기적이었고, 이 분야에 관련된 초기 연구가 등장하기 시작했다. 그 이후로 관련 연구들과 치매환자의 개인 경험에 대한 기록이 폭발적으로 증가해 왔다. 이에 더해서 부양 경험에 대한 다양한 내용의 문헌들이 증가했다. 치매환자와 간병인 사이의 관계 경험(Henderson & Forbet, 2002)과 치매환자, 가족 구성원, 전문가 상호관계(Fortinsky, 2001)도 이제 주목 받고 있다. 이 장에서는 앞선 맥락에서 주관적 치매 경험과 재활의 역할에 집중한다.

치매환자가 병의 후기 단계에서도 자신의 관점, 요구, 걱정을 표현할 수 있다는 사실은 점차 인정되고 있는 추세이다. [그림 3-1]의 인용문은 필자의 연구에 참여했던 환자들이 자신의 기억력 문제에 대해 설명한 것으로 기억력 문제들로 인해 초기 알츠하이머병 환자들이 얼마나 절망적일 수 있는지 보여 준다. 중요한 것은 치매환자의 의사를 분명히 이해할 수 있는 효과적인 의사소통 수단을 찾는 것이다(Goldsmith, 1996). 치매환자들의 관점을 이해하는 것은 그들을 위한 서비스를 향상시키고, 융통성을 증가시키며, 자극에 대한 반응을 향상시키고, 그들이 개별적으로 존중 받을 수 있게 하는 중요한 전제 조건이다. "인지장애가 호전된 상태를 말해 줄 수 있는 사람이 없기 때문에"(Kitwood, 1997, p. 71) 치매 경험을 이해하는 데에는 분명 어려움이 있다. 그럼에도 치매환자에 대한 이해를 시도할 수 있는데, 다양한 상황에서 치매환자들이 어떤 이야기들을 하는지 경청하고 개인의 경험에 대한 기록을 읽어 볼 수 있다(예: Lee, 2003). 또한 치료자들은 치매환자들이 어떻게 적응하고 대처해 나가는지 살펴보고, 다른 말기질환 환자들이 어떤 상황들을 경험했는지 그 기록을 이용해 보기도 하고, 환자들과 시, 음악 또는 미술을 통해 창의적인 상호작용을 도모해 볼 수도 있을 것이다(Killick & Allan, 2001). 치매 진단을 받은 지 1년 후부터 쓴 제임스 톰슨(James Thompson)의 일기 발췌문은 치매가 진행되면서 개인이 느끼는 감정을 효과적이며 감동적으로 그린 초기 저작 중 하나이다.

> 어떤 의학 이론도 내게 무슨 일이 일어나고 있는지 설명해 줄 수 없다. 몇 개월마다 내 뇌의 다른 부분이 사라지고 있는 것이 느껴진다. 나의 삶…… 나 자신이…… 서로 해체되고 있다. 지금은 반쪽짜리 사고만 할 수 있다. 언젠가 일어났을 때 아무 생각도 하지 않게 되겠지……. 내가 누군지도 모르고.
>
> (Cohen & Eisdorfer, 1986, p. 22)

언젠가 눈을 뜨고 일어나 보면 아무 생각도 하지 않게 되겠지……. 내가 누구인지도 모를 테고. (루이스)

내가 좋아하는 모든 것이 이제는 사라졌다. 그중 아무것도 할 수 없다. (폴라)

기억력 없이는 살아갈 수 없다…… (루이스)

때때로 물건이 기억이 안 나고 조금 당황한다…… (조지)

내가 바보가 된 기분이다…… 내가 느끼기에…… 그것은 나 자신에게 거의 폭력적이다. (닐)

지금껏 살면서 최악의 경험이다…… 기억력…… 그리고 모든 것에서 차단되었다. (조엘)

때때로 기분이 안 좋을 때면, "뭐 한번 흡입해 보면 어때?" 생각하고 "뭐 그래 볼 수 있지" 생각한다. (레인)

가장 큰 문제는 대개가 사회적 문제이다. 매우 가까운 친구에 대한 정보를 기억 안 하고…아니 기억 못하게 된다. (마틴)

스스로 간사해진다. 사실 이것도 나만의 기술일지 모르겠다. 사회적 상황에서 그 사람 이름이 전혀 생각이 나지 않으면서 안 그런 척 행동하는 것이다. 난 스스로 먼저 아는 척을 하지

않는다. 왜냐하면 이름을 기억하지 못해 대인관계를 망치는 것은 아주 끔찍한 일이기 때문이다. (마틴)
나만의 전략을 만들어 내는 것. 그게 내가 하는 일이다, "나 오늘 최악의 밤을 보냈어. 다음에 이야기해 줄게." 하고는, 기억이 나지 않아서 이내 "나 그렇게 나쁜 밤을 보내진 않았어."라고 이야기하고 난처한 상황을 넘겨 버린다. (레인)
……나 때문에…… 내가 문제여서…… 집사람은 힘들게 살고 있다. (로이)

[그림 3-1] **초기 알츠하이머병 환자의 기억력 문제에 대한 주관적 경험**

초기 모델에서는 시간에 따른 치매 진행에 중점을 두면서 '의심'과 '은폐'와 같은 반응들을 언제 보이는지에 대해 논하며 병기에 따른 치매 경험을 개념화하려 해 왔다(Keady & Nolan, 1995). 초기 치매 환자 인터뷰 연구에서 환자들은 공포, 화, 좌절, 통제력 상실 같은 반응을 보였고, 이것이 초기 단계의 특성으로 정의되었다(Keady, Nolan, & Gilliard, 1995). 치매환자는 자기 자신과 가족을 보호하기 위해 자신이 겪는 어려움을 숨기는 경향이 있다. 이런 내적인 혼란을 경험하면서도 치매환자들은 상당 부분을 수용하고 긍정적인 대처 방법을 보이는 것이 일반적이었다. 모두가 가치 있는 역할과 업무를 지속했고 일부는 자신의 기억력 문제에 대처하기 위한 전략을 적극적으로 개발하고 있었다. 또 다른 연구(Cohen, 1991)에서는 치매에 적응하는 여섯 가지 요소/단계를 규정하였다. 인식과 우려('무언가 잘못되었다'), 거부('이건 내가 아니다'), 화/죄의식/슬픔('왜 나인가?'), 대처('계속 살아가려면 난 ……해야 한다'), 성숙('죽을 때까지 하루하루를 살아가자'), 마지막으로 자아로부터의 분리가 그것이다.

　최근 연구는 단계적 접근법에서 멀어지고 있다. 필자는 경험에 대해 합리적으로 이해하고 변화에 대해 적응하는 과정은 반복되고 지속되는 주기성을 가진다고 제안하였으며(Clare, 2003a), 이에 대한 반응에 개인차가 있는 점을 강조했다. 인터뷰 데이터에 대한 질적 분석을 기반으로 진행하는 알츠하이머병의 경험 모델을 도출해 냈으며, 그 결과는 [그림 3-2]에 요약되어 있다. 이 모델에서는 치매환자가 자신에게 일어나는 변화에 대하여 등록, 반응, 설명, 경험, 적응 이 다섯 가지 상호 연관된 과정에 관여한다고 제시되었다. 첫 번째, 변화가 등록된다. 두 번째, 변화에 반응한다. 즉, 심각한 것으로 보고 도움을 구할지 아니면 경미하고 무시할 수 있

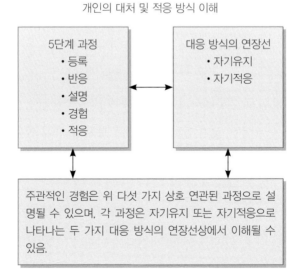

[그림 3-2] 초기 알츠하이머병 환자의 대응 방식(Clare, 2002c, 2003a)

는 것으로 볼지 결정한다. 세 번째, 변화를 설명할 방법을 찾는다. 네 번째, 변화의 감정적 영향을 경험한다. 마지막으로, 변화에 적응할 방법을 찾는다. 환자가 보이는 반응은 각 과정에 관여하면서 자기유지와 자기적응 사이 연속선상에 나타난다. 자기유지 입장은 상황을 정상화하고 어려움을 최소화하려는 시도를 하여 이전의 자아감을 계속 유지하려는 것이라면, 자기적응 입장은 어려움에 맞서 자신의 자아감을 조정하는 쪽이다. 누가 되었건 어떤 시점이건 이 두 반응 사이에 긴장감이 생길 수 있다. 일례로, 변화의 중요도를 평가할 때, 그 변화를 별것 아닌 작은 것으로 해석할 것인가 아니면 중요 문제를 대변하는 엄청난 변화로 해석할 것인가에 대해 개인마다 차이를 보일 것이다. 이와 비슷하게, 변화에 대한 감정적 영향 면에서도 자살하고 싶은 생각으로 이어지는 절망과 희망이 충분하다는 믿음 사이에 팽팽한 긴장감이 존재할 수 있다. 이렇게 하루하루 긴장을 관리하고 해소하는 방식은 사람이 적응해 나가는 방식에 영향을 주며, 이는 다시 시간에 따른 변화에 반응하는 정도에 영향을 주게 된다. 자기유지 대처 반응으로는 약물 사용이나 단순히 열심히 노력하여 '보류'하려는 시도, 타인에게 의존하거나 현실적인 전략을 실행하여 '보상'하려는 시도가 포함된다. 자기적응 대처 반응은 '싸우려는 정신'으로 무장하거나 심리적 차원에서 상황에 대해 '수용'하려는 적극적 태도를 포함한다. 추적 연구(Clare, Roth, & Pratt, 2005)에서 치매환자들은 자기유지나 자기 적응 중 한 가지 방식을 일관되게 유지하며 시간에 따라 대응 방식은 양극화된다고 하였다.

이런 연구는 초기 치매환자가 자신의 경험에 적응하기 위해 다양한 대처 기법을 이용한다는 것을 보여 준다(Clare, 2002c). 대처 기법은 일반적으로 기능과 독립성을 유지하고 변화에 대해 보상하려는 시도의 일환으로 구상해 내는 것으로, 기억력과 여러 인지적 어려움을 관리하는 실질적 전략들을 포함한다. 이런 전략들은 치매환자들이 스스로 경험한 변화의 이유와 상관 없이 실행되곤한다. 그 예로는 늘 사용하던 명단들, 달력, 알람 장치들을 치매 상황에 맞게 적용하고 확장하여 이용하는 것이다. 사회적 상호작용에 대한 어려움과 타인의 부정적인 반응으로 인해 사회적 상호작용이 위축될 수 있는 위험이 있지만, 기존에 치매환자의 사회 내역할에 약간의 변화만 줌으로써 사회적 상황을 관리해 나갈 수 있는 전략을 세워 볼 수 있다. 이와 동시에 아세틸콜린에스테라아제 억제제를 사용해 보기도 한다. 좀 더 자기적응 입장에 가까운 사람은 자신의 상태에 대한 정보를 찾아 미래에 타인에게 도움이 될 수 있는 연구에 참여하는 등 유익한 활동을 새롭게 모색하는 시도를할 가능성도 있다. 어떤 이에게는 이런 활동이 자신이 처한 상황과 그 상황이 부여하는 의미에 맞서 싸우는 것이 되기도 한다. 어떤이는 영적 발달을 통해 삶에 대한 새로운 의미를 찾을 수도 있고어떤 이는 경험으로부터 배우고 지혜롭고 성숙해질 수도 있다. 그럼에도 불구하고 상태가 진행됨에 따라 치매와 전면으로 마주하여 자신의 상황을 수용하기까지는 희망과 절망 사이의 균형에 도달하기 위한 끊임없는 타협의 과정이 될 가능성이 크다.

필자의 연구에서 나온 구체적인 사례로 설명하는 것이 독자가이해하는 데 도움이 될 것이다. 모두 초기 알츠하이머병 환자이지만, 매우 다른 입장을 취하였던 환자 네 명의 이야기를 소개하려고 한다. 이안 씨는 자기적응 입장에 있는 사람이고, 캐스 씨는 자기유지 입장을 고수하는 사람이다. 다른 두 사람 마틴 씨와 스티브 씨는 그 중간 입장이다.

이안 씨(68세)는 본인이 치매 진단을 받은 것을 인정하고 있다. 자신의 기억력에 문제가 있고 이런 문제가 일상생활에 영향을 주는 것을 보며 이런 현실을 받아들였다. 그렇다고 자신이 생각하는 가장 최악의 경우인 알츠하이머병 환자라는 사실은 받아들이지 않았다. 이안 씨는 치매 진단을 받고 그것이 어떤 의미를 지니는지 인지한 후 극심한 우울증과 슬픔을 겪었다. 그는 치매 진단을 사회적 지위와 권한을 잃는 것으로 생각하였다. 손자와의 관계를 잃게 되리라 추측하며 슬퍼하고, 가족에게 짐이 될까 두려워했다. '때가 되면' 스스로 목숨을 거두겠다고 결심하기도 했다. 깊은 절망을 헤치고 나온 후 그는 할 수 있는 한 최선을 다해 치매와 싸우기로 결심했다. 기억력 문제로 자주 사회적으로 당혹스러운 상황에 처했지만 자원봉사를 포함해 가능한 많은 활동을 하기로 하였다. 삶의 의미를 찾기 위해 교회에 나가기 시작했다. 기억력 문제에 도움 줄 재활 전략을 찾고 싶어 했다.

캐스 씨(76세)는 잘 잊어버리는 편이지만 나이가 들어서 그러려니 생각했다. 기억력 문제가 일상생활에 지장을 주지 않고, 그저 평상시대로 지내고 있다고 이야기 했다. 자신의 주변에 가족이 있고 그들이 자신을 지지해 주리라는 것을 알았기 때문에 그다지 걱정할 것이 없었다. 기억력 클리닉에 방문했던 것을 기억하고 있지만 추가 검사를 위해 내원하라는 전화가 없었기에 자신에게 아무런 문제가 없다고 확신했다.

마틴 씨(77세)는 은퇴했지만 아직도 전문 활동과 자선 활동을 하고 있으며 사회적 상황에서 건망증 우려가 생길 때에는 일반의의 진료를 봤다. 기억력 클리닉에서 평가를 받은 후 그는 갑작스레 알츠하이머병 진단을 받았다. 그 후 자신은 치매가 아니라고 주장하며 실제 처음 진단이 틀렸다고 말하고 다녔다(클리닉 의사는 그가 확실히 치매라고 하였다). 그럼에도 자신의 건망증에 대한 걱정은 여전하다. 예전에 기억하는 법에 대한 전략을 배운 적이 있으며, 자신이 겪는 문제를 다룰 방법을 찾는 데 열중했다. 자신의 미래를 위해 가장 좋은 계획을 세우고 이사를 하는 것이 바람직할지도 모른다고 생각했다.

스티브 씨(62세)는 자신의 건망증을 받아들였지만 그로 인해 약간의 어려움이 있을 뿐이라고 생각했다. 자신이 약물 임상시험에 참여하고 있다는 사실을 알고 있고 자신의 기억력 문제가 '경미한 치매'로 인한 것이라는 사실을 인정했으나, 그 연령대에는 정상적 현상이라고 느꼈다. 볼링클럽에 속해 있었고 볼링 하는 것을 즐기지만, 볼링을 준비하는 것에 어려움을 겪고 있었고 클럽을 오가는 길을 잃기도 했다. 그럼에도 자신의 건망증에 대처하는 전략이 매우 잘 작동한다고 생각하고 있다.

앞의 모델에서는 사람들이 자신의 상태를 이해하는 방법이 대응하고 적응하는 방식에 작용하는 주요 기여인자로 본다. 필자와 동료 연구진은 최근 Leventhal의 질병 적응 자기조절모델을 적용하여 이 점을 상세히 탐구하기 시작하였다(Leventhal, Nerenz, & Steele, 1984). 자기조절모델에서, 사람들이 '질병 표상'이라고 부르는 질병에 대한 인지작동모델은 다섯 가지 차원으로 이루어져 있다(Leventhal et al., 1997). 즉, 질병의 실체 또는 질병에 부여된 꼬

리표, 원인, 과정 혹은 진행 정도, 치유 또는 상태 조절을 위한 방법, 그리고 상태에 따른 결과물이 그것이다.

우리는 기억력 클리닉에서 통원치료를 받는 치매환자들을 인터뷰하면서(Clare, Goater, & Woods, 2006), 환자들이 질병으로 인한 어려움을 기억력 문제나 건망증으로 명명하는 경우를 가장 흔히 접할 수 있었으며 '치매' 또는 '알츠하이머병'과 같은 단어는 거의 사용하지 않는다는 사실을 알게 되었다. 이는 최근의 다른 연구 결과와도 일치한다(Gillies, 2000). 치매 진단을 환자에게 알리는 상황은 임상 현장에서 다양한 모습으로 나타날 수 있고(Bamford, Lamont, Eccles, Robinson, May, & Bond, 2004), 이는 환자들이 이미 질병 관련 서비스를 받고 있을 때에도 질병 표상에 영향을 줄 수 있다. 앞서 기술된 바와 유사하게, 기억력 문제에 대한 원인으로 환자들이 가장 흔히 보고하는 것은 노화로 인한 자연적인 현상이었다. 물론 광범위한 모델에서는 과거 경험하였던 스트레스 또는 현재의 동기 결여가 환자가 이야기하는 기억력 문제의 원인으로 보고가 되기도 했었다. 낙상 또는 두부 외상과 같은 과거 사고들을 기억력 문제의 원인으로 언급하기도 했었고 부모나 다른 가족 구성원들이 건망증이 있었던 사람들이라면 기억력 관련 어려움에 대해 유전된 것 같다고 보고하기도 하였다. 참여했던 환자들이 확실히 스스로의 상황에 대해 특정 표상을 가지고 있었던 것은 사실이지만 이것을 '질병' 표상이라고 형용하기에는 적절치 않은 부분이 있다. 흥미롭게도 이들은 노화를 가장 흔하게 기억력 문제의 원인으로 꼽았음에도 자신들이 처한 상황이 안정화되거나, 아니 오히려 호전될 것이라고 생각하고 있었고 반 정도만이 현재 상황이 악화될 것이라고 생각하고 있었다. 앞서 논의하였듯이, 참가자들은 질병에 대응하기 위한 다양한 노력을 하였고, 자신의 문제로 인해 스스로나 가족에게 부정적인 영향이 나타난다는 몇 가지 묘사에도 불구하고, 많은 사람들이 '불평할 수 없다' '오면 오는 대로 받아들여야 한다'고 말했다. 중요한 것은, 대응 전략이 적은 참가자가 우울증과 불안 수치가 더 높게 나오는 경향이 있었다는 것이다. 임상적으로 우울증 범주에 들어가는 사람은 기억력 문제에 도움이 될 만한 것은 아무것도 없다고 믿고 있었다. 이 연구를 통해 환자들에게 나타나는 질병 표상에 영향을 줄 수 있는 몇 가지 인자를 미리 찾아볼 수 있었다. 참가자 나이가 젊을수록 치매나 알츠하이머병을 언급하는 경우가 많았고 뇌 기능 이상이나 스트레스를 가능한 원인으로 꼽았던 반면, 나이가 들수록 자신의 증상은 노화로 나타나는 정상적인 현상이고 이건 어쩔 수 없는 문제라고 생각하고 있었다. 간이정신상태검사 점수가 높고 아세틸콜린에스테라아제 억제제를 복용하는 참가자가 치매나 알츠하이머병을 언급하는 경우가 더 많았는데, 이는 아마도 진단 결과를 정확히 의사소통하고 논하여서 그런 것이 아닌가 생각된다.

후속 연구(Harman & Clare, 2006)에서는 진단을 받아 진단 결과를 인정하는 사람들의 질병 표상과 일상생활과의 연관성에 초점을 맞추었다. 다시 말하지만, 참가자 다수가 기억력에 어려움이 있다고 하였고, 소수만이 '치매'나 '알츠하이머병'이라는 용어를 사용하였다. 원인에 대해서는 뇌 손상, 유전, 환경 및 생활방식 인자, 스트레스, 외로움, 충분한 활동 결여, 노화 과정 등 다양한 의견이 나왔다. 기억력 문제를 도울 실질적 전략의 역할을 받아들이기는 하였지만, 절반 정도만 처방이 도움이 된다고 하였고, 어떤 이는 자신에게 도움이 되지 않는다고 분명히 말하기도 하였다. 모든 참가자들이 부정적 결과들을 나열하였는데 이들은 특히 타인이 자신을 어떻게 대하는가와 관련이 되어 있었다. 이 집단에서 나타나는 한 가지 흥미로운 점은 특정 패턴은 없지만 모든 참가자가 상태가 점점 악화되고 시간이 흐르면 기능이 저하되리라 믿는다는 것이었다. 이는 자아의식과 정체성을 유지하고 싶은 강렬한 열망과는 반대로, 상태는 점점 나빠지고 있다는 느낌이다. 여기에서 상당한 개인적 딜레마와 대인관계 딜레마가 생긴다. 개인적 딜레마는 치매에 대해 더 알고 싶은 열망과 이에 대해 생각하고 싶지 않은 마음, 적극적으로 밝히는 것과 소극적으로 수용하는 것 사이의 갈등, 인생을 살아갈지 끝낼지 사이의 팽팽한 긴장을 의미한다. 치매가 발병하면 '눈에 보이지 않는 벽'이 생기고, 갑자기 타인과의 상호작용이 예전과는 같지 않게 되면서 대인관계 딜레마가 발생한다. 참가자는 사람들이 자신을 대하는 것이 달라졌다고 느꼈으며, 전문가들이 그다지 자신을 존중하지 않는다고 느꼈다. 참가자들은 자신들이 당연하듯 배제되고, 심지어 배신당한다고 느꼈으며, 전문가들이 실제로 자신들이 맞닥뜨려야 할 상황에 대해 정확한 정보를 주지 않거나 자신이 이해할 수 없는 형태로 정보를 전달한다고 생각하고 있었다.

앞서 설명한 초기 치매의 주관적 경험 모델(Clare, 2003a)은 남녀 모두를 대상으로 개발하였고, 이후 연구에서는 남녀의 경험을 따로 조사하였다. 초기 알츠하이머병 집단 중 남성인 경우, 모두가 부인과 함께 살고 있었고, 이들이 묘사하는 경험은 앞의 모델과 일치했다(Pearce et al., 2002). 남성들은 과거의 자아감을 유지하려는 소망과 자신의 상황을 재검토하여 변형된 자아감을 재구성하는 것 사이에 균형을 유지하려 하였다. 관련 연구로 초기 알츠하이머병 집단의 여성을 대상으로 한 연구가 있다(van Dijkhuizen, Clare, & Pearce, 2006). 1/3이 배우자와 함께 살고 있었고, 나머지는 미망인이었으나 다른 가족 구성원의 지원을 받고 있었다. 이 연구에서는 여성들의 대처 방식이 여성 개개인이 경험하는, 가족, 친구, 이웃 및 사회적 역할과 익숙한 환경과의 연결 수준과 관련이 있다고 보고하였다. 자기적응 입장은 앞선 연결 수준이 강하다고 느끼는 정도와 연관이 있었고 자기유지 입장의 경우 회피 또는 최소화와 같은 보호 전략을 강조하며 앞선 연결이 단절되었다고 느끼는 것과 연관이 있었다. 이제는 주관적 초기 치매 경험을 모델화할 수 있으며 이 모델을 토대로 적절한 중재를 개발할 수 있다. 이 부분은 평가에 대해 논한 제8장에서 다룬다. 자기보고나 보호자의 보고, 치매 간병 프로토콜과 같은 관찰적 접근(Cohen-Mansfield, Golander, & Arnheim, 2000)을 이용해 장기 돌봄에 대한 귀중한 정보가 나오고는 있지만 중등도나 중증 치매에 대한 주관적 경험은 아직 제대로 설명할 수 없는 상태이다. 따라서 제대로 운영되고 있는 요양 시설 내에서도 환자들이 사회적·환경적 박탈감으로 인해 고독, 권태, 상실을 느낄 수 있다(Clare, Rowlands, Bruce, & Downs, 2006).

관계 안에서 치매환자를 보는 시각

치매 경험에 대한 이해가 커지면서 관계망과 사회적 역할 속에서 치매환자를 바라보는 것이 중요해졌다. 치매 연구는 대체로 치매환자의 가족 구성원이나 간병인에게 초점을 맞추어 진행되어 왔다(Zarit & Edwards, 2008). 그러나 극소수의 예외를 제외하면(Shakespeare, 1993), 치매환자와 간병인 간의 복잡한 상호관계와 그 안에서 일어나는 의사소통의 성격에 대해서는 상대적으로 거의 고려되지 않았다. 부부관계에서 치매 발생과 진단은 근본적으로 두 배우자 모두에게 영향을 준다. 치매 초기 단계는 부양자뿐만 아니라 치매환자에게도 불확실성이 늘어나는 시기이다. 하지만 이들이 동반자 관계 속에서 노력하는 것은 그들에게 큰 의미를 지니는데, 이는 그들이 이 동반자 관계 속에서 자신의 경험을 이해하려고 하기 때문이다(Keady & Nolan, 2003). 조기에 문제를 인지하고 공유하며 '함께 행동'하거나 또는 '따로 행동'할 수 있다. 또 다른 경우는, 걱정을 공유하지 않고 '혼자 행동'할 수 있다. 또 치매환자가 자신의 어려움을 숨기고 간병인은 환자 상태에 대한 경각심이 높은 경우에는 '따로 행동'할 수 있다. 치매 초기 단계에 일어나는 이런 과정과 상호작용의 특성은 사람들이 적응하는 방법과 도움을 청하는 시기 및 장기적인 결과에도 영향을 줄 수 있다.

한쪽이 치매를 앓고 있는 부부의 경험을 탐구해 보면(Robinson, Clare, & Evans, 2005) 자신에게 일어나고 있는 일을 어떻게든 이해하려고 하는 과정과 수용의 과정이 순환함을 알 수 있다. 이 순환

과정의 한편에는 부부가 모든 상황이 변화함을 느끼는 것과 자신에게 닥칠 어려움과 상실감에 집중하는 것이 있고 다른 한편에는 이 어려움 지점에서 다시 시작할 수 있다는 생각과 적응해 나갈 수 있다는 믿음이 있다. 부부는 치매 증상이 점차 두드러지면서 그 문제를 심각하게 받아들이기로 하고 무엇이 잘못되었는지 찾아내려고 하였다. 부부는 시간이 지남에 따라 자기유지와 자기적응 반응을 모두 나타내고 이 과정에서 개인적으로 또는 배우자와의 관계 속에서 서로 협력해 나갔다.

치매환자와 그 배우자 간 대화를 기록해 분석하는 것으로 이 과정을 좀 더 심도 있게 조사해 보았다(Clare & Shakespeare, 2004). 치매환자들은 이런 대화에서 자신의 입장을 분명히 하고 자신의 감정과 공포를 허심탄회하고 정직하게 표현하기 위해 애쓰고 있었다. 그리고 불리한 입장에 처하게 되는 것을 피하고 자신의 어려움으로만 자신이 이해되는 것을 막기 위해 노력했다. 당연하게도 배우자는 치매환자 앞에서 치매 진단의 의미를 인정하기를 꺼려하는 것처럼 보였으며, 결과적으로 환자가 공포와 걱정을 표현하도록 격려하거나 이런 토론에 참여하는 것을 피하는 것처럼 보였다. 배우자는 잠재적인 고통스러운 주제를 피하고, 현실적인 문제를 극복하는 데 도움을 줄 수 있는 협력자로서 자신의 입장을 정하고, 긍정적인 대처 시도를 강조하는 모습을 보이는 경향이 있었다. 그 어떤 문제들도 질병, 장애의 관점에서 논의되지 않았으며, '알츠하이머병'과 '치매'라는 용어도 대화 속에서 전혀 등장하지 않았다. 하지만 배우자들은 환자들이 체면을 유지하고 싶어 하고 난처한 상황을 모면하려고 시도할 때 선뜻 동참하지 않을 때가 있었고,

이는 치매환자들의 부담을 가중시켰다. 배우자들은 대화의 형태와 구조를 유지하는 데 더 책임감을 느껴 대화를 진행시키고 적절한 대화 순서를 유도하는 데 초점을 맞추다 보니(Shakespeare, 1998), 두 배우자가 서로 만족할 만한 '입장' 전달을 하는 데에 어려움이 있었다. 대화 중 치매환자들은 '불완전한 구성원' 입장에 처해질 때가 많았고(Shakespeare & Clare, 2005), 한편 배우자는 전적으로 책임을 지며 대화를 하는 과정에서 지지나 도움을 거의 받지 못해 보였다.

가족 간병인들의 경험

치매환자를 돕는 가족 구성원은 초기에는 스스로가 '간병인'라는 사실을 전혀 인지하지 못할 수 있다(Pollitt, 1994). 기존 가족관계 안에서 질병이 진행함에 따라 간병이 필요해지며 치매환자들이 간병인에게 의존적이 되고 도움을 요구할 때가 많아지면서 환자와 간병인 간의 상호성과 가족 구성원 간의 상호 교환 과정은 점점 감소한다(Gilleard, 1992). 가족 구성원 중 한 명이 치매환자로 확정되면, 가족들은 거부에서 수용까지 다양한 범위의 반응을 보인다(Robinson et al., 2005). 치매가 진행되면 환자들은 재정 관리나 약속 같은 일상생활의 '중요한' 일을 하고 사회적 관계를 유지하는 데 간병인의 도움을 더 필요로 하게 된다(Clare & Shakespeare, 2004). 간병인에 대한 환자의 의존도가 높아지면, 환자와 간병인의 관계에서 간병의 비중이 더 커지고, 나중에는 이것이 관계의 모든 부분을 차지하게 되기도 한다(Pearlin et al., 1990). 다음에는 우리 연구에서 알츠하이머병 환자의 배우자 간병인의 관점을 몇 가지 인용하여(Quinn & Clare, 2006), 치매가 초기 단계부터 그의 삶에 어떤 영향을 주는지 기술하였다.

> 솔직하게 이야기하면, 난 우리가 더 이상 평등한 관계라고 느끼지 않는다.
>
> …… 그것은 우리의 삶 곳곳에 스며들었다.
>
> …… 그를 떠나고 싶지 않다는 생각 때문에 더 속박된 느낌이다.
>
> 예전 같으면 (부인이) 일상적으로 해 오던 일을 내가 모두 맡아 하게 되면서……
>
> 뭔가 채워지지 않는 공허감을 느낀다.

제1장에서 간략히 소개된 바와 같이 각 간병인의 경험은 개별적으로 고려되어야 하고 실제로 간병이 어떤 이에게는 일부 긍정적인 경험이 될 수 있다 해도(Andrén & Elmståhl, 2005), 전반적으로 간병 경험은 행복감 저하와 우울증 증가, 신체적 건강 저하와 관련 있어 보인다. 간병인이 받는 지원이 대응과 행복에 영향을 줄 가능성이 있다. 가족과 친구의 비공식적인 지원은 잠재적으로 소중한 자원이 된다(Kiecolt-Glaser et al., 1991). 서비스 기관의 지원이 부족한 경우가 많으므로 이런 비공식 지원은 중요하다. 진단 초기에 가족 간병인들은 환자의 상태나 이용할 수 있는 서비스와 자원에 대한 정보를 얻지 못할 때가 많으며(Aneshensel, Pearlin, Mullan, Zarit, & Whitlatch, 1995), 진단 결과를 들은 후에 이 정보를 치매환자에게 전달할지를 결정하는 것도 종종 이들의 책임이 된다. 진단 받은 후에도 많은 가족 간병인들은 공식 서비스를 거의 이용하

지 못한다. 그러나 간병인 지원집단이 곳곳에서 활동하고 있으며, 어떤 간병인들은 영국 해군 간호장교(Admiral Nurses in UK)가 제공하는 전문 서비스에 접근하여 혜택을 얻기도 한다(Woods et al., 2003).

최근의 한 연구(J. Perry, 2002)는 치매환자 부인의 간병 경험을 조사하여, 이해돌봄으로 변화하는 과정을 기술하였다. 이 과정은 부인이 남편과 자신의 행동 변화를 알아채는 것으로 시작한다. 부인이 이 변화들을 꽤 의미 있는 것으로 인지한 후 뭔가 잘못되고 있다는 신호로 재해석한다. 이후 부인이 남편의 역할을 도맡아 하게 되고 자신과 남편에게 새로운 정체성을 부여하게 된다. 마지막 단계는 부인이 남편의 존재를 인정하고 환경을 통제하여 자신의 일상생활을 관리하게 된다.

치매 초기 단계 배우자 간병인들의 주관적 경험을 탐구해 보았을 때(Quinn & Clare, 2006), 우리는 간병인들이 진단을 알면서도 환자가 겪는 변화들을 이해하기 어려워하며, 때때로 그들의 변화를 치매 때문이라고 생각하기보다 단순히 나태함과 같은 개인적 성격 특성 때문이라고 생각함을 발견하였다. 배우자 간병인들은 환자들이 치매증상을 부정하거나 그 영향을 축소하려고 할 때 특히 불만스러워했다. 부부관계에도 많은 역할 불균형이 생기는데, 이는 배우자 간병인이 더 많은 책임을 지게 되는 동시에 치매환자들은 더 의존하게 되기 때문이다. 따라서 배우자 간병인 자신의 시간은 점점 줄어들게 된다. 이들은 외부 접촉과 관심을 상실하고, 사회생활의 제약을 받게 되고, 상당한 고립감을 느끼게 된다. 동시에 미래가 어떻게 될지 인식하게 된다. 감정적으로는 치매환자에 대한 좌절과 짜증, 상당한 걱정과 고통, 우울증과 절망감을 느낀다. 그들은 자신이 주어진 상황에 최선을 다 하고 주어진 하루에 집중하려 애쓴다. 그들은 환자와 대화하는 것은 피했으나, 외로움을 덜기 위해 자신과 유사한 상황에 처해 있는 사람들을 만나려고 노력한다. 간병인이 자신의 역할에 접근하는 방법은 다양하다. 치매환자와 같은 속도로 함께 무언가를 하려는 사람이 있는가 하면, 환자의 일을 떠맡는 사람도 있고, 치매환자가 겪는 어려움을 최대한 줄이려는 사람도 있다. 간병인도 상황에 대한 감정적 반응이 다르며, 이는 과거의 관계, 이전의 간병 경험, 현재의 기대와 목적과 관련이 있다.

이런 각기 다른 반응들을 살펴보기 위해 앞서 말한 치매환자 네 명의 배우자에 대해 간략히 소개하려 한다.

아이비 씨는 본인과 이안 씨가 언제나 서로 평등한 관계였고, 남편이 하던 일상적인 일과 역할을 본인이 하게 되면서 간혹 과거가 그립다고 말했다. 그럼에도 이안 씨와 함께 무언가를 하는 것이 여전히 즐거우며, 과거에 했던 활동을 지금도 할 수 있도록 조율하는 방법을 찾으려 한다고 하였다. 처음 진단 결과를 듣고 충격을 받은 후 알츠하이머협회(Alzheimer's Society)에 가입하고 알츠하이머병에 대해 알아 가기 시작했다. 아이비 씨는 이안 씨에게 가장 좋은 치료법을 확보하기 위해 애쓰고 있었다. 진단 결과 및 그 영향, 앞으로의 계획에 대해 남편과 마음을 터놓고 이야기를 나누었다. 남편이 생을 거두길 원하지 않지만 그가 어떤 입장에 처해 있는지 이해하고 있으며 언젠가 때가 되어 결정을 내려야 할 때 그를 지지하기로 하였다.

켄 씨는 사실상 캐스 씨가 하던 집안일 대부분을 수행했지만, 모든 것을 함께 하는 파트너십 개념으로 접근했다. 캐스 씨에게 무엇을 해야 하는지 말하면 화를 낼지도 모르지만 아무 말 없이 그가 일을 해 버리면 부인이 소외감을 느낀다는 것을 알게 되었다. 그래서 그는 부인의 속도에 맞추고 완벽하지 않더라도 천천히 일을 진행하는 것을 가장 좋은 전략이라고 받아들였다. 켄 씨는 지원집단에 참여하는 것이 도움이 되었고 사고방식과 경험을 바꾸는 좋은 기회였다고 했다. 그렇지만 시간이 가면서 켄 씨는 점점 스트레스를 받고 불편해했다.

메리 씨는 마틴 씨의 기억력이 그 연령대 다른 누구보다 나쁘지 않다고 생각했고, 왜 그가 건망증에 대해 걱정하는지 이해할 수 없었다. 이런 관점 차이로 상당한 긴장감이 형성되었다. 그렇지만 메리 씨는 두 사람이 어떻게 살아갈지 걱정했고 모든 것이 불확실하다 느꼈으므로 가능한 한 명확한 미래 설계를 위해 관심을 가지고 노력하기로 하였다.

수잔 씨는 인생 대부분을 타인을 보살피는 데 쏟았다. 처음에는 자녀들, 그다음에는 스티브 씨의 나이 많은 친척들. 그녀는 어느 정도 자유를 원했고 인생을 조금 즐기고 싶었기에, 자신이 스티브 씨를 책임져야 하는 상황이 되었을 때 깊이 상심했다. 그가 현재 집안일을 거의 못하기 때문에 이런 일이 전부 자신의 몫이 된 것에 격노했다. 수잔 씨의 결혼 생활은 순탄치 않았고 스티브 씨가 진단받기 전에는 그를 떠날 생각을 하고 있었으나 지금은 집에 남아 그를 보살펴야 한다는 의무감을 느끼고 있다. 생계를 유지하기 위해 파트타임으로 일하기로 결심했다. 그 지역에는 간병인 지원집단이 있다는 사실을 알고 있었지만 이것이 중증 치매환자를 간병하는 사람을 위한 모임이라 생각하고 나가기 꺼렸다.

CHAPTER 03 치매 경험의 이해

간병인은 지원집단과 관계망을 어느 정도 이용할 수 있지만 이런 방안이 치매환자에게까지 확대된 것은 비교적 최근이며(Yale, 1995), 치매환자와 간병인 양쪽의 요구를 모두 다루는 중재가 나온 것도 얼마 되지 않았다(Droes, Breebaart, Ettema, Tilburg, & Mellenbergh, 2000).

초기 치매 단계에서의 사회 참여

초기 치매환자는 다양한 난이도의 사회적 상호작용과 경험에 계속 참여한다. 치매 진단 후 새로운 상호작용을 경험할 수 있는 기회가 주어지기도 하는데, 이는 보통 주간보호센터나 다양한 집단 활동, 또는 중재 과정의 형태이다. 최근 한 연구에서 초기 치매환자 지원집단 참여 경험에 대해 조사하였다(Mason, Clare, & Pistrang, 2005). 연구자들은 두 종류의 지원집단과 함께 작업하며 집단 회기 녹화 비디오와 개인 면담 녹취록을 분석하여, 참가자의 집단 경험을 해석하고 회기 내 상호작용 행동을 상세히 조사했다. 참가자는 집단 회기가 유익하고 즐거운 시간이었으며, 일상생활에서 느꼈던 고립감과는 다른 사회적 접촉과 소속감을 느꼈다고 대답하였다. 동시에 말을 해야 하거나 불편하고 고통스러운 문제에 집중해야 할 때, 그리고 자신과 대화하던 타인이 반복적으로 질문하거나 혼란스러워할 때 어려움과 좌절을 느꼈다고 하였다. 참가자는 지원집단 내 전문가들을 높이 평가했지만 이들은 실질적으로 집단 상호작용을 통제하여, 구성원이 특정한 주제를 특정한 방향으로 말하도록 유도한다고 하였다. 회기 내 상호작용 중 3/4에 전문가가 중재를 하였고 이런 활동의 대부분이 전문가가 질문을 하면 참가자가 답하며 정보를 공개하는 방식이었고, 결국 전문가와 참가자 개인 간의 정보 교환 형태로 진행되고 있었다. 구성원 간 상호작용은 적었고, 이 중에서 지원이나 조언을 제공하는 등 도움이 되는 행동을 하는 경우는 매우 드물었다. 참가자는 집단이 든든하다고 여겼지만, 실제로 구성원 간의 상호지원은 거의 없었다. 물론 모든 지원집단에 해당하는 것은 아니지만 앞의 결과는 지원집단 전문가가 고려해야 할 중요한 문제를 제기하였다.

그러나 다른 연구에서는 치매환자의 행복과 삶의 질에 주요한 영향을 주는 진정한 자립, 옹호, 상호지원(mutual support) 가능성이 보였다(Clare, Rowlands, & Quin, 2008). 일부 치매환자는 국제 치매환자 지지 및 지원 단체(Dementia Advocacy and Support International: DASNI; www.dasninternational.org)를 시작했다. DASNI는 치매환자의 존중과 존엄을 촉구하기 위해 2000년에 설립된 비영리기구이며, 정보 교환 포럼을 열고, 지원 기제를 촉구하며, 치매환자를 위한 서비스를 지지하고, 지역 알츠하이머병 집단 연계를 지원한다. 구성원 중 약 1/3이 치매 진단을 받은 사람이며, 나머지는 이 집단의 목적과 가치를 옹호하는 지지자이다. DASNI는 좀 더 포용적이며 희망적인 관점에서 치매와 함께 살아가자는 입장이다. 치매환자가 자신의 간호와 치료에 적극적으로 참여하도록 권한을 부여하고, 타인을 옹호하며 자신의 삶의 질을 높이도록 독려하는 것이 이 조직의 목적이다. 치매가 있는 회원이 기조연설을 하고, 집단을 이끌고, 국가 및 국제 콘퍼런스에서 전시회를 조직하며, 서적과 논문을 출판하고, TV와 라디오에 출연해 왔다. 연구의 설계부터 결과 해석까지 모든 단계에서 연구 대상자가 협력하는 협동적 접근법으로 DASNI 구성원의 경험을 연구하였다 (Clare et al., 2008). 치매환자들은 DASNI에 참여하면서 집단의 힘을 실감하고 가치 있는 공헌을 할 수 있는 기회를 통해 치매의 부정적인 영향이 상당히 완화되었다고 보고하였다. 구성원들은 정보를 교환하고, 서로 격려하고 지원하며, 집단 내의 다양한 역할을 분담하고, 치매에 대한 대중의 인식과 태도 변화에 힘썼다. 이 과정은 개인의 행복과 자기효능감을 증진시키고(George, 1998), 집단의 사회적 힘과 영향력을 높인다(Turner, 2005, 2006). 이런 사회적 변화의 결과는 새로운 자립네트워크 개발(Pratt, Clare, & Aggarwal, 2005)과 치매환자를 포용하고 지원하기 위한 새로운 계획에 반영된다. 치매환자들의 재활 참여 증가는 중요한 의미를 지닌다. DASNI 구성원은 재활의 타당성을 공개적으로 주장하는 최초의 치매환자들이었다(Friedell, 2002).

결론

　　치매환자와 그 가족 간병인의 주관적 경험과 상호작용의 성격을 이해하려는 시도에서 다양한 대응 방식, 구체적인 전략, 감정적 반응, 진단과 상태에 대한 원인을 찾아볼 수 있다. 이것들은 간병인과 간병 대상 간의 상호작용에 영향을 줄 것이다. 대부분의 치매환자와 간병인은 서로 적응하겠지만 그렇지 못한다면 그들 모두의 스트레스가 증가할 것이고 치매환자의 심각한 장애도 늘어날 것이다. 논의된 내용은 치매환자의 인지장애를 이해하는 데 더 광범위한 토론의 장을 마련해 준다. 변화가 가능한 영역과 그 변화를 가장 이상적으로 달성할 수 있는 방법을 파악하기 위해 이런 요인을 명확히 정의하여 심리적 중재 효과를 볼 수 있다. 그러나 주관적 경험을 이해할 때, 치매환자의 자신의 상태, 상황, 기능에 대한 인식 정도를 고려해야 한다. 이 부분은 다음 장에서 논한다.

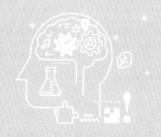

인식과
치매환자

치매환자가 어려움과 변화를 인식하는 정도는 재활 참여에 중요한 영향을 미치므로 우리는 이에 대해 신중하게 고려해야 한다. 이 장에서는 치매환자의 인식 변화를 이해하는 데 도움이 되는 이론적 구조와 인식을 평가하는 방법을 논한다. 또한 환자의 다양한 인식의 실제적 영향 그리고 재활 중재 결과와 인식 사이의 관계에 대해 살펴보려고 한다.

치매환자가 본인의 상태를 이해하고 반응하는 방식은 환자의 상태가 진행되면서 일어나는 변화와 증상, 또는 어려움에 대한 개인의 인식과 그 영향에 따라서 달라진다. 이전 장에서 보았듯이, 인식은 '질병 표상'의 핵심 요소이고, 환자가 상황에 대처하고 적응하는 데 도움을 준다. 치매환자, 특히 초기 단계의 환자들은 그들이 가진 인식의 수준에 따라 다양한 모습을 보인다. 인식은 치매 치료의 중요한 개념으로, 치매환자와 가족 및 간병인의 행복과 부양 욕구에 중대한 영향을 미친다. 이 장에서는 재활의 임상적 의미를 도출해 내기 위해, 초기 단계 치매환자의 인식과 인식의 전개 및 표현에 영향을 미치는 요인을 중점적으로 다루었다.

인식은 사람들이 자신의 현재 상황과 기능, 그리고 변화나 어려움의 영향을 평가하는 데에 수반되는 정확성으로 정의된다. 환자의 인식 수준은 가족과 간병인을 난처하게 만들 수도 있고, 인식 수준의 변동 또는 혼돈 이후 명료해진 치매환자의 상태는 그들에게는 이해가 어려운 상황으로 다가올 수 있다. 치매환자의 가족 및 간병인의 관점과 함께, 환자의 관점에 대한 중요성이 증가함에 따라, 인식은 치매환자가 어떻게 자신의 상황을 바라보고 삶의 질을 인지하는 데 중요한 요인으로 받아들여진다. 동시에 이는 치매환자의 재활치료 참여에 중요한 영향을 미친다.

인식의 결함은 여러 신경계 질환과 두부 손상이나 뇌졸중과 같은 몇 가지 뇌 손상 환자에서 나타난다(McGlynn & Schacter, 1989). 뇌 손상 재활을 할 때 환자의 인식 수준이 감소하면 신경재활 프로그램의 결과가 좋지 않으므로, 이 점은 반드시 고려해야 할 중요한 부분이다(예: Ownsworth & Clare, 2006; Prigatano, 1999a, 1999b).

치매환자의 인식은 연구자들이 관심을 갖고 있는 주제지만, 아직까지 이론적 이해를 뒷받침하거나 임상 상황에서 도움이 될 만한 실질적인 결과는 거의 없다. 이는 인식의 의미에 대해 연구자들마다 다른 관점을 가지고 있고, 인식을 측정하기 어렵기 때문이다. 유럽 연합의 자금을 받아 진행한 AWARE 프로젝트에서, 필자와 동료 연구진들은 치매환자의 인식을 연구하는 데 필요한 개념적, 방법론적 문제들을 치매환자와 간병인의 행복에 실제적으로 도움이 되고 이론적으로 타당한 방식으로 철저하게 검토했다(Clare, 2004a, 2004b). 여기에서는 재활 중재의 실질적인 영향을 요약하기에 앞서 치매환자의 인식에 대한 기존의 연구 결과를 요약하고, 인식의 의미를 탐구하며, 인식을 측정할 수 있는 방법을 고찰하고자 한다.

경험적 증거

치매환자의 인식에 대한 연구는 주로 인식 수준을 다양한 임상적 요인(예: 기분, 신경심리 검사 점수, 치매 중증도)과 관련시키는 데 초점을 맞추었지만, 명확한 결론을 내리지 못했다 (Aalten, van Valen, Clare, Kenny, & Verhey, 2005). 그러나 치매환자의 인식 저하가 간병인의 주관적 부담 증가와 관련이 있다는 연구 결과가 일관되게 나타나는데, 이는 인식을 고려하는 것이 실제 상황에서 얼마나 중요한지를 의미한다(DeBettignies, Mahurin, & Pirozzolo, 1990). 이 외에도 인식의 본질이나 임상적, 개인적, 사회적 요인과의 상호관계에 대한 연구는 매우 적다. 또한 이 분야 연구는 대부분 단면 연구이고, 1년 추적 조사를 한 연구가 몇 개 있지만 치매의 진행에 따른 인식 수준의 변화에 대해서는 밝혀진 바가 거의 없다. 앞서 말했듯이, 인식에 대한 명확한 근거들이 부족한 것은, 연구자마다 인식의 의미를 바라보는 관점에 차이가 있는 점과 인식을 측정하기 어려운 점이 일부 기여했기 때문일 것이다.

이론 및 개념 문제

　　인식에 대한 명확한 정의가 존재하지 않으며, 연구자들마다 다양한 정의를 채택하고 있다. 따라서 인식에 대한 연구에서 연구자들마다 서로 다른 의미로 인식을 다루었을 가능성이 높다. 인식과 미인식의 상태를 기술하기 위해 사용되는 '병식' '질병인식불능증' '부정' 등의 용어들에서 인식 개념의 복잡함을 알 수 있다(Clare, 2004b). 이러한 용어는 일관성 없이 사용되는 경우가 많기 때문에, 연구자마다 다른 현상으로 인식을 연구하게 된다. 또한 이 용어는 개념적 배경과 기본 가정에 차이가 있음에도 불구하고 종종 같은 의미로 사용된다. 따라서 인식에 대한 명확한 이론적 설명이 필요하다. 인식이 신경학적 요인에 의해서만 결정되는 것으로 볼지, 신경학적 · 심리사회적 요인과 사회환경적 맥락의 상호작용에 의해 결정되는 것으로 볼지에 대한 것은 인식의 이론적 · 개념적 문제에서 고려해야 할 중요한 요소이다.

　이론적으로 인식장애를 신경해부학 또는 인지신경심리학 관점에서 설명한다. 이런 설명은 인식장애의 심리사회적 요인을 고려하지 않았지만, 임상적 관찰을 이해하는 데 도움이 된다. 상호 기반하에 형성된 네 가지 수준의 인식과 인식장애를 연결시키는 것은 인식장애를 이해하는 데 매우 유용한 방법이다(Stuss, 1991a, 1991b; Stuss, Picton, & Alexander, 2001). 첫째, 가장 기본적인 인식 수준은 우리 주변에서 일어나는 일들을 받아들일 수 있는 단계이다. 많은 인식장애가 이 수준의 장애를 보인다. 이 수준에는 혼수

상태, 식물인간 상태, 최소 의식상태가 포함되는데 이들은 서로 다른 특징을 보인다. 혼수상태에서는 수면 중이나 전신 마취상태처럼 각성이나 인식이 없다(Laureys, Owen, & Schiff, 2004). 식물인간 상태는 일시적이든 지속적이든 간에 "자발적이거나 자극 유발에 의한 각성 능력은 보존되어 있으나, 자아나 환경을 인식하는 행동 증거가 전혀 없는" 상태가 특징이다(Giacino & Kalmar, 2005). 즉, 각성 증거가 있지만 인식이 있는 것은 아니다. 최소 의식상태에 있는 사람들은 눈으로 움직이는 자극을 따라가고 환경 자극에 대해 움직임이나 감정 표현으로 반응하고, 단순한 명령에 따르고, 구두나 행동으로 예/아니요를 표현하는 등 자아나 환경에 대한 최소한이지만 명확한 인식의 행동 징후를 보인다(Beaumont & Kenealy, 2005). 이 사람들은 각성과 최소의 수준이기는 하지만 약간의 인식을 보인다. 둘째, 다음 수준의 인식은 기억력 등의 기능적 변화를 알아차릴 수 있는 능력이다. 인식의 특정영역장애는 인지기능 중 특정영역에 대한 인식이 결여된 것과 관련이 있다. 뇌졸중 이후에 나타나는 편측무시가 그 예이다. 초기 치매환자는 대부분 기억력 저하를 호소하나, 일부는 이러한 변화를 인정하지 않는다. 셋째, 그다음 단계의 인식 수준은 자신의 행동을 모니터하고, 현재 기능 수준을 파악하여 특정 상황에서 어떻게 행동할지 결정할 때 사용된다. 자신의 행동을 모니터할 수 있는 능력이 손상되면 무절제해지거나, 위험하거나 부적절한 행동을 할 수 있다. 예를 들어, 기억력과 집중력, 지각과 문제 해결에 중대한 장애가 있는 치매환자는 여전히 운전이 안전하다고 생각하며, 가족 구성원의 우려를 무시한다(Wild & Cotrell, 2003). 마지막으로, 가장 고차원적인 수준의 인식은 자기 스스로가 누구인지 경험하고 스스로의 정체성에 대해 알아차리는 것이다. 자기인식장애의 특히 극적인 예는 Stuss가 말한, 사랑하는 사람이 똑같이 생긴 사기꾼으로 바뀌었다고 믿는 상황이다(Stuss, 1991a, 1991b; Stuss et al., 2001).

미인식은 신경해부학적으로 뇌의 각 영역이 인식에 기여하는 정도가 서로 다르기 때문에 발생한다. 중요한 역할은 일반적으로 오른쪽 뇌 반구가 하며, 특히 우측 전두엽과 두정엽(Starkstein, Vazquez, Migliorelli, Teson, Sabe, & Leiguarda, 1995)뿐만 아니라 측두엽도 중요하다(Prigatano, 1999b). 인지신경심리 모델은 뇌 기능의 국소화에 크게 중점을 두지는 않지만, 임상적 · 실험적 관찰 결과를 고려하여 인식 수준을 결정하는 데 관여하는 인지 과정을 설명해 준다. 일부 인지 모델은 메타인지나 자기 모니터링(Starkstein, Sabe, Chemerinski, Jason, & Leiguarda, 1996)이 전반적으로 손상되었다고 주장하기도 하는데, 이 중 영향력이 큰 모델(Stuss et al., 2001)은 특정 과정에 변화가 일어났다고 주장한다. 중요한 예는 Schacter의 해리성 상호작용과 의식 경험(Dissociable Interactions and Conscious Expeiences: DICE) 모델(Schacter, 1989)이다. 이 모델은 기억과 수행기능 등의 인지 과정과 의식적 인식 시스템이 상호적으로 작동한다고 주장한다. Robin Morris와 동료들(Agnew & Morris, 1998)은 인지적 인식 모델(Cognitive Awareness Model: CAM)을 개발하였다. 이 모델은 이전의 인지신경심리 모델의 한계를 해결하고 치매환자의 인식 변화가 다른 뇌 손상과 다른 점을 설명하였다. 이 모델은 치매환자에서 인지 과정이 손상되는 패턴이 환자마다 달라서 그 결과로 나타나는 두 가지의 주요 미인식 형식을 제시하였다. 첫 번째는 의식적 인식 표상의 바탕이 되는 핵심 고차원 기전인 인지의식 시스템이 전반적으로 손상되어 발생하는 일차 질병인식불능증이다. 두 번째는 인식 처리에 기여하는 인지적 기능에 문제가 생겨 발생하는 이차 질병인식불능증이다. 여기에는 의미기억 그리고/또는 자서전적기억('개인적 지식기반') 내용을 업데이트하지 못하여 발생하는 연상 질병인식불능증과 실행 체계의 손상으로 인해 판단과 비교에 어려움을 겪는 실행 질병인식불능증이 포함된다.

국소 신경 손상이나 질환 이후에 특정한 인식장애가 나타난 경우에는 인지신경심리 모델로 이를 완벽히 설명할 수 있다. 그러나 이 모델은 치매와 같이 서서히 발생하는 퇴행성 신경질환과 뇌 손상으로 인한 광범위한 인식장애를 설명해 주지 못한다. 그 이유는 심리사회적 요인은 메타인지 표상의 형성과 영향에 중요한 역할을 하는데 이 모델은 심리사회적 상황 내에서의 신경생물학적인 변화를 설명할 수 없기 때문이다(Ownsworth, Clare, & Morris, 2006). 인지적 인식 모델의 강점은 자기 관련 지식과 정보의 저장고인 '개인적 지식기반'을 포함시킴으로써 심리사회적 요인과 상황적 요인의 영향을 연결시킨다는 점이다. 이로 인해 사람의 인식이 적어도 부분적으로는 사회적 상황의 산물이라는 생물심리사회적 이해로 이어질 수 있게 된다. 인식이 생물학적 토대 위에 성립하는 것이라고 해도, 행동 표현이나 다른 사람의 표현을 해석하는 것이 사회적 요인과 심리적 과정의 영향을 받을 것이라는 점을 인정하는 것이 중요하다. 그러므로 치매에 대한 인식을 이해하려고 할 때 신경학적 혹은 신경심리적 관점과 함께 사람 중심의 접근법을 사용하는 것이 도움이 된다.

심리적 · 사회적 요인의 역할은 지금까지 일부 연구자들만 관심을 가졌던 부분이다. Weinstein과 동료들(Weinstein, Friedland, & Wagner, 1994)은 신경학적 미인식은 어려운 감정과 반응을 의식으로 받아들이지 않으려고 하는 심리적 과정인 부정과 구별해야 한다고 주장했다. 부정은 어려운 상황에 대처할 수 있는 적응 수단으로 볼 수 있으며 다양한 형태를 취할 수 있다. 상황의 사실이나 그 영향, 혹은 그 정서적 충격을 부정하는 것도 부정에 포함된다(Caplan & Shechter, 1987). 몸에 아무런 이상이 없다고 주장하면서도 의학적 치료는 받는 것과 같이, 표현과 행동이 모순되게 나타나는 경우에 암묵적인 인식은 동반될 수도 있고 그렇지 않을 수도 있다. 질병이나 장애 발생에 대해 부정하는 방식은 그 사람의 특성, 가치, 문화적 배경, 과거의 경험, 선호하는 대처 방법에 따라 다르게 나타난다(Prigatano, 1999a).

부정은 회피적 대처와 구분 지을 수 있는데, 회피적 대처의 경우 좀 더 명백히 자신의 상태를 인식하고 이에 맞는 반응을 의식적으로 선택하는 것이다(Seiffer, Clare, & Harvey, 2005). 실제로 질병이나 장애 발생에 대응하는 다양한 대처 기전이 작용할 수 있다. 예를 들어, 문제의 심각성을 과소평가하고, 정보를 선택적으로만 취하려 한다거나, 자신보다 더 못한 처지의 사람들과 자신을 비교하는 것은 모두 기억력 장애와 진단으로 인해 발생할 수 있는 자아에 대한 잠재적 위협에 대처하는 방법으로 사용될 수 있다. 어떤 대처 전략을 선택할지는 개개인이 상황을 어떻게 평가하고 있는지, 그 상황의 원인을 무엇으로 보고 있는지 등을 포함한 여러 요소의 영향을 받을 수 있다. 필자(Clare, 2003a)는 현상학적 방법을 사용하여 알츠하이머병 환자와 그 배우자의 관점과 대처 방식을 탐구하여, 인식 표현에 영향을 미치는 심리사회적 요인을 살펴보았다. 이는 당혹스러움부터 버려지고 소외되는 것에 대한 공포 등의 개인적 요소뿐만 아니라 그 개인이 속한 환경 속 타인의 반응, 그리고 그 개인과 상호작용하고 있는 공공기관이나 회사의 성격도 포함하고 있다. 무엇보다도, 일부 참가자들은 가족이나 의사의 기대 이상으로 잘 대처하고 있었다. 제2장에서 설명하였듯이, 환자들이 치매 발생에 반응하는 대처 유형은 **자기유지**에서 **자기적응** 사이의 연속선상으로 나타난다. 자기유지 대처 방식을 가진 사람들은 상황을 정상화하고 어려움의 영향을 최소화하려고 노력하여 이전의 자아 개념과의 연속성을 유지하는 경향이 있는 한편, 자기적응 대처 방식을 가진 사람들은 상황에 따라 자기 개념을 적절하게 적응시키는 경향이 있다. '자기적응' 집단은 '자기유지' 집단에 비해 현재 기억력을 측정하는 표준 척도에서 더 높은 인식 수준을 보였다(Clare, Wilson, Carter, Roth, & Hodges, 2002b). 후자에 속하는 사람들은 '인식하지 못하는' 사람들로 분류될 수 있겠지만, 자기유지를 통한 대처 방식은 뇌 손상보다는 심리적·사회적 영향을 반영할 수 있다.

시간에 따른 개인 변화 패턴을 조사해 보면 신경학적 그리고 심리사회적 요인이 어떻게 인식에 영향을 미치는지 알 수 있다. 일부 치매환자는 시간이 지남에 따라 인식이 좋아지는 것처럼 보이는데, 여기에는 심리사회적 요인이 작용했을 가능성이 높다(Weinstein et al., 1994). 인식 수준의 변화는 질병의 심각도와 지속 기간에 다양하게 연결되어 있는데(R. Morris & Hannesdottir, 2004),

이는 인식 수준의 변화를 단순히 인지기능 저하의 진행 측면에서 설명할 수는 없다는 것을 시사한다. 대처 방식의 연속적 모델과 인식과의 관계에 관한 연구(Clare, 2003a)에서 1년 동안 참가자들을 추적 관찰한 결과(Clare, Roth, & Pratt, 2005), 대처 방식이 시간에 따라 자기적응이나 자기유지 양쪽 모두로 변화할 수 있는 것으로 나타났다. 자기적응 방식은 명백한 인식 표현 증가와 관련이 있고, 또한 시간이 지남에 따라 부정과 같은 심리적 요인이 영향을 미쳐 환자들은 자기적응 방식을 좀 더 취할 수도 있다. 최근에 우리는 자택에서 관리를 받고 있는 중등도에서 중증에 해당하는 치매환자들의 대화에서 인식을 표현하는 방식에 대해 조사해 왔다. 그 결과, 환자들이 유지하고 있는 인식은 단순히 감각적 경험에 대한 기본적 인식부터 자신의 상황에 대한 정확한 묘사와 평가 그리고 좀 더 고차원적인 메타인지적 반영을 포함하는 다양한 측면으로 이해될 수 있었다(Clare, Rowlands, Bruce, & Downs, 2006).

환자들이 인식을 표현하는 정도는 치매에 대한 생각과 지식에 의해 영향을 받는다. 많은 치매환자들은 치매로 인한 어려움을 노화로 인한 현상으로 여긴다. 앞 장에서 살펴보았듯이 환자들이 본인의 상태를 표현할 때 '치매'나 '알츠하이머병'과 같은 용어를 사용하는 경우는 상대적으로 적으며(Clare, 2003a), 치매의 중증 단계에서 주로 이러한 용어를 사용했다(Bamford, 2001). 또한 실제 임상에서 여러 가지 용어로 진단명이 표현될 수 있으며, 전문의가 '빠른 노화'나 단순히 '기억력 문제'라는 완곡한 용어를 사용할 수 있으므로 미인식과 정보나 지식의 결여를 구분하는 것이 중요하다(Langer & Padrone, 1992).

인식을 형성하고 표현되게 하는 특정 사회적 상황은 향후 환자의 인식 표현에 어떠한 역할을 하게 될 것이다(Clare, Marková et al., 2006). 특정 사회적 상황은 치매에 대한 사회적 관점뿐만 아니라 환자가 속해 있는 사회 연결망과 가족을 포함한다. '인식의 문맥적 이해'(Glaser & Strauss, 1965)라는 개념은 특정 상황이 어떤 방식으로 민감한 문제의 공개토론과 명백한 인식 표현을 촉구 혹은 방해하는지 생각해 볼 수 있게 해 준다. 마찬가지로, 기능적인 측면에 대해 타인의 피드백을 받을 수 있는 정도는 인식의 발달에 영향을 주는데, 다른 사람과 함께 사는 사람들이 혼자 사는 사람들보다 더 직접적인 피드백을 받을 수 있다. 그러나 피드백을 받는 방식과 피드백이 수용되거나 부정되는 정도는 치매환자와 타인의 관계적인 맥락에 달려 있다. 간병인들이 선택한 다양한 접근 방식은 치매환자가 선택한 대처 방식과 상호작용할 것이다(de Vugt et al., 2004). 보건 전문가들과의 상호작용 또한 치매환자의 신념 및 기대와 상호작용하여 인식 표현에 영향을 미칠 수 있다(Clare, Marková et al., 2006). 이는 인지재활 참여의 과정과 가능성에 실제로 영향을 미칠 것이다.

방법론적 문제

인식을 측정하는 것은 어려운 일이다(Clare, Marková, Verhey, & Kenny, 2005). 이 분야 연구들의 상당수가 인식에 대한 명확한 정의를 내리지 못했기 때문에 연구 결과를 비교해 볼 수 없다(Clare, 2004a). 첫째, 연구자들은 '인식'이라는 일반적인 용어에서 서로 다른 현상을 도출해 낼 가능성이 있다. 둘째, 인식한다는 것은 인식의 '대상'(Marková & Berrios, 2001)에 대해 인식하고 있다는 의미이다. 수많은 인식 대상이 존재하며, 연구마다 서로 다른 대상에 초점을 맞추고 있다. 예를 들어, 치매에서 인식의 대상은 기억력 검사 수행 수준, 건망증과 같은 특정 증상, 알츠하이머병과 같은 진단, 시간에 따른 변화 경험, 자아감 변화 등일 것이다. 인식 평가는 특정한 '대상'과 관련이 있어야 가능하다(Marková, Clare, Wang, Romero, & Kenny, 2005). 따라서 누군가의 인식 수준을 평가할 때에는 인식의 특정 측면에 초점을 맞추고 명확히 정의된 인식 대상을 목표로 하는 것이 추천된다.

이러한 인식을 이해하고 분석할 때 관련 요인의 범위를 파악하고 요인을 서로 구별해 낼 수 있는 적절한 방법이 있어야 한다. 방법을 선택할 때 명확한 이론적 체계가 뒷받침되어야 하며, 임상 평가는 이 이론적 구조의 명확하고 구체적인 측면에 초점을 맞춰야 한다(Clare, Marková et al., 2005).

일반적으로 인식을 측정하는 데 사용되는 방법은 불일치 평가 또는 임상가 평가 방법이다. 둘 다 한계가 있다. 개인의 인식 수준에 대한 임상가 평가(Verhey, Rozendaal, Ponds, & Jolles, 1993)는 상대적으로 빠르고 직관적이지만 전반적 평가만 제공하고 평가자 간 신뢰도가 적절하지 않을 수 있다(Auchus, Goldstein, Green, & Green, 1994). 더욱이, 이러한 측정 방법이 개인의 반응이나 대처 방식의 복잡성 또는 인식이 평가되는 사회적 상황을 충분히 반영하지 못하였다는 주장이 나올 수도 있다. 기능 평가를 하는 불일치

평가 방법은 인식 평가 시 가장 빈번하게 사용되는 방법 중 하나이다. 가장 일반적인 방식은 치매환자가 제공한 평점과 간병인이 기능의 다양한 측면을 평가한 평점의 불일치를 계산하는 방법이다(Migliorelli et al., 1995). 그러나 이 접근법은 간병인이 객관적인 평가를 한다는 전제하에 이루어진다(Jorm, 1992; Jorm, Christensen, Henderson, Korten, Mackinnon, & Scott, 1994). 또 다른 접근법은 인지기능을 객관적으로 검사하여 치매환자의 자기평가와 비교하는 것이다(Anderson & Tranel, 1989). 그러나 인식의 평가척도와 객관적인 검사는 일반적으로 서로 직접적으로 연결되지 않기 때문에 한계가 있을 수도 있다(Larrabee, West, & Crook, 1991). 또 다른 접근법은 환자가 인지기능검사 전후로 수행성적을 예상한 추정치와 실제 검사결과를 비교하는 것인데, 검사 완료 후의 수행성적 예상치와 실제 검사결과를 비교하는 것이 더 선호된다(Dalla Barba, Parlato, Iavarone, & Boiler, 1995). 이 방법은 기분이나 상황 요인이 인지기능 평가에 미치는 영향을 고려하지 않는다. 게다가, 이런 검사 방법은 생태학적 타당성이 부족하고, 실제 상황과 동떨어진 실험적 평가인 경향이 있어서, 그 자체로 정확한 수행 예측이 어려울 수 있다.

이러한 한계를 극복하기 위해 기억인식평가척도(Memory Awareness Rating Scale: MARS)가 개발되었고 그 신뢰성과 타당성이 입증되었다(Clare et al., 2002b). MARS는 기억 기능의 인식과 관련한 참가자/정보 제공자와 자기평가/객관적인 검사결과를 비교한다. 이 척도는 자기평가, 정보 제공자 평가, 객관적인 검사에 익숙한 일상의 기억상황을 동일하게 적용하여 평가한다. 다른 환자군에서도 사용되고 있지만 이 척도는 원래 초기 알츠하이머병 환자를 대상으로 개발되었고, 중등도 치매환자에게 적합한 버전을 개발하는 작업이 진행되고 있다(Hardy, Oyebode, & Clare, 2006). 제3장에서 설명한 바와 같이, MARS 외에도 치매환자와 가족에 대한 심층 면담을 토대로 인식을 탐구하는 현상학적 평가 방법이 개발되었으며(Clare et al., 2002b), 이는 임상가 평가 방법보다 포괄적인 평가가 가능하다. 우리는 면담을 통해 참가자의 현재 상황과 기능, 치매 발병 및 진행과 관련된 변화에 대한 주관적인 경험을 탐구할 수 있다. 현상학적인 분석 방법은 개별 반응을 이해하기 위한 구조를 제공하는 것뿐만 아니라 대처 방식을 평가하는 수단을 제공한다. 중등도에서 중증에 해당하는 치매이지만 아직 언어로 의사소통을 할 수 있는 사람들과의 면담이나 대화 기록에도 비슷한 접근법이 적용될 수 있다.

지금까지 논의된 모든 방법들은 주로 사람들이 스스로 언어로 보고하는 방식에 기초하여 인식 표현을 평가하는 방식이다. 이 방법들은 우수하지만, 인식이 표현되는 모든 방법을 포괄하지는 못한다. 또한 이런 방법은 언어 능력이 필요하므로 중증 치매환자의 인식을 평가하는 데는 적합하지 않을 수 있다(Clare, Marková et al., 2005). 앞에서 검토한 많은 연구가 인식 중 보존된 측면보다는 손상된 측면을 평가하는 것에 중점을 두었다는 점에 유의해야 한다. 그러나 완전한 평가를 하려면 손상된 인식의 징후뿐만 아니라 환자의 인식의 기술과 표현 능력도 고려해야 한다.

다양한 인식의 실제적 의미

　　인식의 실제적 의미를 고려한 연구는 거의 없다. 특히 삶의 질을 유지하거나 최대화하는 것이 치매 치료에서 가장 중요한 문제 중 하나이기 때문에, 인식 수준과 삶의 질 간의 관계가 중요하다. 삶의 질이 인식과 직접적인 관련은 없지만, 인식 수준이 높은 치매환자는 우울과 정서적 고통을 더 많이 겪을 수 있다(Clare, Wilson, Carter, Roth, & Hodges, 2004). 최근의 몇몇 연구는 재정 관리와 운전(van Wielingen, Tuokko, Cramer, Mateer, & Hultsch, 2004)과 같은 일상 기능의 특정 영역에 대한 인식에 초점을 맞추어 진행되었고, 이는 치매환자와 그 가족들에게 실제적으로 도움이 되었다. 이런 종류의 접근법은 재활에 영향을 미치는 문제를 파악하고, 중재 계획을 세울 때 특별히 고려해야 할 부분을 찾아내는 데 도움이 될 수 있다.

　일부 질병에 대한 인식을 다룬 연구에서 간단한 사전 동의 이후에 수행된 임상적 중재에 대한 결과들을 보고하였지만, 지금까지 중재는 초기 치매환자의 인식 연구에서 주요 주제가 되지는 않았다(Mullen, Howard, David, & Levy, 1996). 치매환자가 그들의 손상에 대해 정확한 평가를 하도록 돕는 것은 그들의 독립성을 더욱 효과적으로 유지하도록 해 준다(Green, Goldstein, Sirockman, & Green, 1993). 또한 질병 초기에 자기 인식의 정확성을 높이기 위해 구조화된 피드백을 주는 것이 추천된다. 뇌 손상 재활에서 이러한 시도는 환자들의 적응을 돕고 생산적인 활동이나 사회 참여로 돌아갈 수 있기 위한 인식을 높여 준다. 그러나 치매환자의 중재는 이와 같이 인식을 높이는 데 직접적인 초점을 맞추지는 않는다. 물론 일부 시도는 치매환자의 질병 인식 수준을 높이고 그들에게 유익하게 작용할 수 있다. 예를 들어, 치매환자들은 정신치료 지원집단(Cheston et al., 2003), 인생 검토 과정(Hirsch & Mouratoglou, 1999) 또는 조기 치매 진단과 동시에 미래에 대한 계획과 결정을 준비하도록 장려하는 중재(Whitlatch, Judge, Zarit, & Femia, 2006)에 참여할 수 있다. 무엇보다도 치료자들은 치매환자를 대하거나 중재할 때 질병에 대한 인식 수준을 중요하게 고려해야 한다. 앞에서 언급한 것과 같이 미인식과 정보 부족을 구분하는 것, 그리고 적절한 시기에 분명하고 정확한 정보를 제공하는 것이 중요하다. 개인이 장애에 대해 병식을 갖는 것과 불안이 연관이 있다는 연구 결과를 고려해 볼 때, 환자의 불안을 줄이고 수용을 촉진하기 위한 심리적 중재가 효과적일 수 있다(Verhey et al., 1993).

인식의 수준은 여러 효과적인 심리적 중재에 영향을 준다. 이 영역은 비교적 새로운 분야의 연구이지만, 이를 통해 인식이 인지재활중재의 결과와 관련이 있다는 증거가 나오고 있다. 한 연구 (Koltai, Welsh-Bohmer, & Schmechel, 2001)에서는 인식이 좋은 사람이 기억 훈련 집단 참여를 통하여 얻은 성과를 더 잘 인지한다는 결과가 나왔다. 그러나 이는 치료자의 평가로 진행된 후향적 연구이다. 이 분야의 첫 번째 전향적 연구에서 치매환자가 인지재활중재에 참여할 때 인식 수준이 높을수록 인지재활중재의 결과가 좋았다(Clare et al., 2004). 명확한 인식 표현에 제한이 있는 환자에서 치료자가 그들과 신뢰 및 치료관계를 형성하는 시간을 갖는 것은 환자가 인지재활중재에 함께 참여하는 것을 가능하게 해 준다. 명확한 인식의 표현이 제한된 상황에서는 간병인의 도움이 필요할 수도 있다.

필자의 연구에서 제시된 치매환자의 예시에서 인식 수준의 차이가 환자에게 어떤 영향을 미치는지 살펴보는 것이 도움이 될 것이다. 헤더, 스튜어트 그리고 폴라 씨는 서로 다른 인식 수준을 갖고 있다.

헤더 씨는 더 이상 업무를 할 수 없어 강사 직업을 조기에 그만둘 것을 강요받았다. 여러 평가 후, 그녀는 초기 단계 치매로 진단받았다. 그녀의 증상은 경련, 지각장애, 기억과 문제 해결의 어려움이었으나, 그녀는 계속 자신이 아무런 문제가 없다고 주장했다. 그녀의 관점에서 그녀는 비슷한 나이대의 사람들에 비해 기억력에 문제가 없었다. 그녀는 자신이 기억력을 돕기 위해 메모를 하는 것과 같은 실용적인 전략을 사용한다고 했지만, 그녀의 남편인 해리에 따르면 그것들은 소용이 없다고 했다. 헤더 씨는 어떠한 도움도 받지 않았고 약물 복용도 거부했다. 그녀는 해리 씨에게 비판적이었고 모욕감을 주었다. 해리 씨는 이것이 그녀의 자존심을 유지하기 위한 시도라고 이해하기는 했지만, 그는 매우 상처받았다고 느꼈고 종종 그녀와 떨어져서 휴식을 취하는 것이 절실히 필요했다.

과거 육군 고위 간부였던 스튜어트 씨는 고속도로의 북행차도에서 남쪽으로 운전을 하다가 경찰에 적발되었다. 그는 표지판이 헷갈려 잘못된 진입로로 들어섰다고 말했다. 그의 부인인 쉴라 씨는 남편의 혼란에 대해 매우 걱정을 했고 기억력 클리닉에 방문하도록 했다. 스튜어트 씨는 클리닉에 혼자 방문하였고 부인이 같이 오는 것을 거부하였다. 심리검사 시작 당시, 스튜어트 씨는 업무의 일환으로 임상심리사를 포함하여 병원 직원들을 평가하기 위해 왔다면서, 임상심리사가 자신을 검사하고 있는 상황이 이해되지 않는다고 말했다. 그럼에도 불구하고 그는 심리사가 평가를 마치는 데 순종적으로 따랐다. 그는 검사결과에 문제가 없을 것이라고 확신했고, 활발해 보였다. 클리닉 치료진들은 그가 초기 단계 알츠하이머병에 걸린 것 같다고 생각했다. 스튜어트 씨가 6개월 뒤 평가를 위해 재방문했을 때, 그는 매우 다른 모습을 보였다. 그는 기억력 장애에 대해 염려하고 있었고, 무엇인가 잘못되었다고 느꼈다. 그는 고통스러워 보였고 눈물 짓는 모습이었다. 그러나 그의 부인은 스튜어트 씨가 운전하지 않기로 동의해서 더 이상 그의 안전에 대해 걱정하지 않아도 되었기 때문에 훨씬 행복하다고 말했다. 스튜어트 씨의 기능에 대한 두 사람의 의견 불일치가 감소했기 때문에 그들은 덜 싸우게 되었다.

폴라 씨는 수년간 간호사로 일했다. 그녀는 '더 이상 집중할 수가 없다'고 호소하였고, 쇼핑을 하러 나갈 때면 '그 자리에 있어야 하는 물건이 아닌데 있는 것을 발견해 혼란스럽다'라고 보고하였다. 그녀가 생각하기에 그녀의 주치의는 항상 그녀를 약간의 건강염려증이 있는 사람이라고 여겼다. 그럼에도 그녀는 주치의를 찾아갔고, 뇌영상 사진을 찍은 후 뇌 위축을 발견하였다. 그녀의 증상은 점차 악화되어 추가 검사를 하게 되었고 결국 알츠하이머병을 진단받게 되었다. 그러나 신경과 의사는 그녀에게 '조기 노화'라고 말하였다. 폴라 씨와 남편인 필립 씨에게 실제 진단을 말해 준 것은 그녀의 주치의였다. 폴라 씨는 간호사로서의 경험 때문에 이미 문제가 무엇인지 알고 있었다고 말했다. 그녀는 아직도 과거의 많은 사건과 경험을 회상할 수 있었으나, 현재와 최근 사건에 대한 기억력이 매우 좋지 않다고 느꼈다. 동시에 그녀는 성격이 변하지 않았다고 느꼈고 "나는 아직 나예요."라는 말을 했다. 폴라 씨는 노래나 언어 학습, 편지 쓰기와 같이 자신이 즐겼던 대부분의 일을 더 이상 할 수 없었으며, 얼마나 느리고 혼란스럽고 서

툰지를 표현하였다. 반면에 그녀는 여전히 독서와 음악 감상, 산책을 즐길 수 있었다. 필립 씨는 폴라 씨에게 일어나고 있는 일 때문에 무척 슬펐고, 이에 맞설 자신의 능력에 대한 확신이 없었지만 미래에 대한 계획을 세우기 위해 노력했다. 필립 씨와 폴라 씨는 그들이 처한 상황에 대해 함께 이야기할 수 있었고, 그들이 함께 즐길 수 있는 시간을 최대한 활용하려고 노력했다.

각기 다른 인식 수준을 가진 이 세 사람은 서로 다른 중재법을 통해 도움을 받을 수 있다. 헤더 씨의 경우 자신의 기억이 예전만큼 좋지는 않지만, 그녀 나이대에 흔한 일이라고 주장했다. 그녀는 어떤 종류의 중재도 원하지 않았다. 반면, 남편인 해리 씨는 도움과 휴식이 정말로 필요하다고 느꼈다. 스튜어트 씨는 처음에는 인식이 부족했지만 시간이 흐르고 인식이 높아짐에 따라 결과적으로 우울해졌다. 스튜어트 씨를 위한 중재는 스튜어트 씨가 겪고 있는 변화를 받아들이도록 돕는 섬세한 접근법으로 시작해야 했으며, 실용적인 전략을 고려하기 전에 쉴라 씨와 함께 미래에 대한 계획을 공개적으로 이야기하게 했다. 이와 대조적으로 폴라 씨는 처음부터 그녀의 증상과 그 의미에 대해 알고 있었기 때문에 현재 기능에 대해 매우 명확하고 정확하게 설명해 줄 수 있었다. 개인적인 중재 및 필립 씨와 함께하는 중재에서 폴라 씨는 현실적이고 감정적인 문제를 다루는 것이 가능했다.

결론

치매환자를 위한 재활 중재 계획을 세울 때, 인식을 고려하는 것이 중요하다. 그 사람이 어느 선까지 인식하고 있는지를 확고히 하고 인식의 한계나 장애 요인을 확인하는 것이 도움이 된다. 인식의 장애를 이해하려고 할 때는 다양한 요인들을 고려하여야 한다. 신경학적 손상은 초기 단계의 환자들에게 중요한 역할을 하고 결국 모든 단계의 환자들에게 그 영향력을 미치게 된다. 하지만 치매환자와 이야기를 하다 보면 상황은 단순히 신경학적 손상 하나로 설명되기에는 훨씬 복잡하다(Clare, 2002b). 개인의 대처 방식과 사회적 관계를 고려하고, 그 사람이 지닌 정보와 지식을 생각하며, 건강이나 기타 의료 서비스의 영향에 대해 파악하는 것이 필요하다. 인식은 특정 시간, 특정 상황에서 표현되므로 이것을 고정된 특성이라고 말할 수는 없지만, 그 대신 단기간과 장기간에 걸쳐 나타나는 변화를 모두 반영하는 특성임을 우리는 기억해야 한다. 이 모두는 우리가 사람의 인식 수준을 이해하려고 할 때 포괄적인 생물심리사회 모델을 활용해야 한다는 것을 의미한다. 이것이 다음 장의 주제인 인지재활중재의 신경심리적 근거를 고려해야 하는 이유이다.

치매의 신경심리학,
가소성, 학습

이 장에서는 학습, 행동 변화, 신경 가소성에 대한 실험적 근거와 함께 신경심리학의 이론 모델이 초기 알츠하이머병에서 인지재활중재에 대한 근거를 제시하는 방법에 대해 설명한다. 인지재활적 접근법은 목표를 적절하게 세우고, 인지기능의 변화 양상과 그 변화가 일상생활에 미치는 의미를 정확히 이해한다면 초기 알츠하이머병 환자에 효과적일 수 있다.

 이 장에서는 기억에 대한 신경심리학 모델과 학습과 행동 변화에 대한 실험적 연구 결과를 바탕으로 치매환자 인지재활의 구체적인 근거를 살펴본다. 여기에서 세 가지의 핵심 개념은 학습 잠재력, 신경가소성, 예방이다. 학습 잠재력은 환자의 행동 변화를 통해 알아보고, 신경가소성은 신경세포 단계의 재구조화나 재활성화를 의미하며, 예방은 문제가 발생하거나 증상 변화가 심해지거나 불필요한 심한 장애를 막는 것이다. 앞에서 말한 핵심 개념들이 더 넓은 범위의 심리사회적 상황과 어떻게 관련되는지 병에 대한 인식, 기분, 대응 방식, 사회적 자원 및 지원망 같은 요인을 고려하여 알아본다.

재활을 통해 치매의 치료에서 중재 접근법을 개념화하기 위한 실용적인 체계를 갖출 수 있다(Cohen & Eisdorfer, 1986). 재활치료적 접근법은 모든 단계의 치매환자에서 삶의 행복을 유지하는 데 필요할 것이다. 예를 들어, 환자가 독립적인 생활을 유지하기 위해서는 환자 스스로 먹는 것과 같이 삶을 유지하는 데 필요한 기본기술들을 유지하거나 새롭게 배워야 한다. 또한 욕창을 피하기 위해 더 많이 움직일 필요가 있고, 행복을 증진하기 위해 통증을 효과적으로 조절해야 한다. 초기 단계의 치매에서 환자는 기억력 저하나 다른 인지기능 저하를 관리하는 방법을 찾을 가능성이 높다. 실제로 초기 치매환자가 사회적 역할과 활동에 계속 참여하고 의미 있게 공헌할 수 있는 기회를 가질 수 있으므로, 이 단계에서는 환자의 인지능력이 중요할 것이다. 치매환자를 위한 중재 계획을 세울 때 많은 요인을 고려해야 하며, 환자 개인의 필요, 능력 및 어려움에 대해 전반적으로 이해한다면 중재는 효과적인 치료일 수 있다. 재활치료의 목표가 무엇이든지 간에, 지속적으로 신경계 변화를 경험하는 환자에서 임상적으로 환자의 인지기능에서 손상 정도와 유지 정도를 꼭 고려해야 한다. 특히 초기 치매에서는 인지능력 쪽의 문제가 주요 쟁점 중 하나이므로 인지기능의 저하가 일상생활에 미치는 영향을 해결하는 것이 재활 중재의 주요 목표일 수 있다. 즉, 재활 중재의 목표는 질병의 상태가 악화됨에도 불구하고 인지기능을 그대로 유지하는 것이 아니라 치매환자가 자신의 상태에서 느낄 수 있는 행복을 경험하고 불필요한 장애를 예방할 수 있도록 돕는 데에 있다.

정확한 임상적 진단을 하면 가능성 있는 신경심리학적 검사 소견, 질환의 예후 및 환자의 필요에 관한 정보를 제공하므로 유익하다. 그러나 각 개별 사례의 구체적인 신경심리학적 특성을 인식하고 이와 연관된 심리사회적 요인을 고려하여 보다 넓은 맥락 속에서 바라보는 것도 중요하다. 제1장에서 논의한 바와 같이, 치매의 분류와 진단은 단순하지 않으며 우리에게 익숙한 분류 역시 다양한 임상 양상을 포함한다(Blacker et al., 1994). 알츠하이머병과 혈관성 치매를 구분하는 것과 같은 현재 우리가 알고 있는 구분법이 이전에 알고 있던 내용보다 더 분명치 않고 더 관련성이 낮을 수도 있다(Norris et al., 2003). 그 예로 과거에 '초로' 치매와 '노년' 치매로 구분했었지만, 지금 거의 구분하지 않게 된 것에서도 확인할 수 있다(Lishman, 1994). 따라서 어떤 진단적 정보도 철저한 심리학적 및 신경심리학적 평가를 대체할 수 없다.

이 장에서는 신경심리학적 재활치료의 타당성을 제시하고, 특히 초기 알츠하이머병에서 기억력 장애의 발달 및 진행과 연관하여 설명한다. 초기 알츠하이머병에서는 기억력 및 다른 인지기능의 손상이 중요한 특징이며, 특히 환자의 일상생활에 미치는 영향을 볼 때 알츠하이머병에서 기억력 저하는 환자의 주된 관심사이다. 신경심리학과 인지심리학을 기초로 한 이론 모델과 실험 증거는 초기 알츠하이머병에서 기억력을 유지하기 위해 중재치료를 개발하고 실행하기 위한 중요한 근거가 된다.

학습의 실험적 증거

학습에 대한 실험적 연구로 치매환자도 학습이 가능하다는 것을 확인하였다. 알츠하이머병 환자는 환경이 바뀔 때 행동을 바꿀 수 있다(Burgess et al., 1992). 즉, 기술과 순서가 있는 일과를 학습하거나 재학습할 수 있고(Salmon et al., 1992), 새로운 언어 정보를 배우고 유지할 수도 있다(Little et al., 1986). 최근 연구(Fernández-Ballesteros et al., 2003, 2005)에서 연구자는 알츠하이머병 환자, 경도인지장애 환자, 건강한 노인의 학습 능력을 비교하였다. 연구 결과를 보면, 세 집단에서 모두 학습 능력이 향상되었는데, 그중에서도 건강한 노인이 가장 많이 향상되었고, 경도인지장애환자는 그다음 순서로 향상되었으며, 알츠하이머병 환자는 향상된 정도가 가장 적었다. 이 연구 결과는 '인지 가소성'을 뒷받침함으로써 알츠하이머병 환자에서 기억력에 초점을 둔 중재치료가 효과적일 수 있음을 보여 준다.

기억력이 향상된다는 사실을 확실히 입증할 수 있지만, 초기 알츠하이머병 환자가 알츠하이머병이 없는 사람과 같은 조건에서 학습할 수 있다고 기대하기는 어렵다. 알츠하이머병 환자는 추가적인 학습 환경의 지원과 더 오랜 시간의 적응 기간이 필요하다. 치매가 심각하다면, 이에 따라 기억력 향상에 필요한 지원도 늘어나야 한다. 환자가 기억을 부호화하거나 인출할 때 적절하게 도와준다면, 알츠하이머병 환자의 일화기억은 향상될 수 있다(Backman, 1992). 이는 실제 상황에서 기능을 향상시키기 위해 이 효과를 활용할 수 있는 범위를 고려하는 근거가 된다(Bird & Kinsella, 1996; Bird & Luszcz, 1991, 1993). 따라서 초기 알츠하이머병에서 기억력과 병의 기전이 어떻게 변화하는지를 이해해야 한다.

기억 시스템과 과정

초기 알츠하이머병에서 기억력의 변화 방식을 고려할 때, 기억력을 분리 가능한 체계의 조합, 독특한 처리과정의 조합으로 이해하고 이러한 체계와 처리 과정을 관련된 신경 해부학적 구조물과 연관시켜 생각해 볼 수 있다. 우리는 이를 통해 중재를 가장 적절히 표적화할 수 있는 방법을 발견할 수 있다.

장기기억에 관한 그림에서 보여 주듯이([그림 5-1] 참조) 기억은 상호작용하면서도 분리 가능한, 일련의 해리성 시스템으로 볼 수 있다(Squire & Knowlton, 1995). 초기 알츠하이머병의 기억 시스템을 보면 일부 하부 시스템은 상대적으로 보존되어 있지만 다른 부분은 심각하게 손상되고 이러한 손상은 기능적 능력에 직접적으로 영향을 미친다. 가장 심각한 손상은 장기기억이다. 장기기억은 일화기억과 의미기억으로 구성된다. 일화기억은 개인과 관련이 있고 상황에 따라 시공간적으로 분명한 사건에 대한 기억을 지칭하며, 의미기억은 어휘 정보, 사실, 일반적인 지식에 대한 기억을 말한다. 일화기억은 일반적으로 알츠하이머병의 초기 단계에서 심하게 손상되며(Overman & Becker, 2004), 일차 기억 능력은 장애의 증상이 나타나기 이전의 단계에서 이미 영향을 받는다

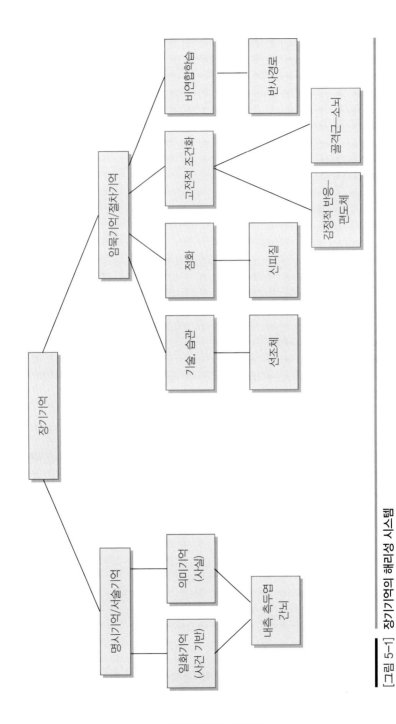

[그림 5-1] 장기기억의 해리성 시스템

(B. J. Small et al., 2004). 의미기억은 초기 단계에서는 일화기억에 비해 손상이 덜할 수 있다(Garrard et al., 2004). 의미기억이 실제로 손상을 받았는지 여부와 무관하게, 일화기억의 손상은 새로운 의미기억을 습득할 수 있는 능력에 영향을 미칠 수 있다(Verfaellie et al., 1995). Bäckman과 Herlitz(1996)에 의하면, 기억력 중재에서 효과적으로 인지적 지원을 하는 것은, 그 사람의 지식 구조가 일화적 정보의 부호화와 인출을 도울 수 있는 방법과 연관이 있었다. 기억이 손상된 사람은 기억의 부호화 단계에서 과거의 의미 지식과 연관시키기 어렵고, 따라서 알츠하이머병 환자는 자신들의 의미 지식을 이용해 일화기억을 저장하는 데 어려움이 있다(Herlitz & Viitanen, 1991). 그러나 만약 의미기억과 일화기억 사이의 연결 고리 기능을 잘할 수 있도록 하거나 자극 자체가 적절한 의미 처리를 가능하게 한다면 적절한 학습이 이루어질 수 있다(Thoene & Glisky, 1995).

자서전적기억은 일화기억과 의미기억을 모두 포함하며(Kopelman et al., 1990) 알츠하이머병의 초기 단계에서 손상이 있다(Bright & Kopelman, 2004). 미래기억, 즉 장래 계획된 사건과 행동에 대한 기억력 또한 알츠하이머병의 초기 단계에 저하될 수 있다(Maylor, 1995). 기폭작용(Salmon & Fennema-Notestine, 2004)의 한 측면에서 나타나듯이 장기기억의 비서술적 측면, 절차기억, 숙련도와 일상에 대한 기억력은 초기 치매에서는 보존되어 있다. [그림 5-2]에 요약한 작업기억의 작동구조(Baddeley, 1995, 2000)에서 중앙관리자와 시공간 메모장은 일반적으로 손상되지만(R. G. Morris, 1996), 음운 고리는 일반적으로 유지된다(R. G. Morris & McKiernan,

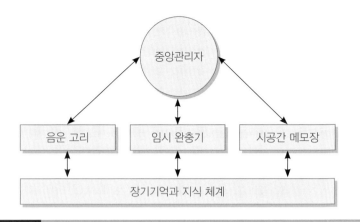

[그림 5-2] Braddeley의 작업기억 모델(Baddeley, 1995)

1994). 초기 알츠하이머병에서 새로운 정보를 획득하는 데 어려움을 겪는 현상은 임시 완충기의 손상 때문이다(Germano & Kinsella, 2005).

기억력의 어떤 부분은 심하게 손상된 반면, 다른 부분은 상대적으로 손상이 덜하거나 잘 유지된다는 사실은 기억 기능을 향상시키는 중재치료의 가능성을 시사한다. 중재는 기억력 중 상대적으로 손상되지 않은 부분을 중심으로 하거나, 손상된 것으로 알려진 영역을 직접적으로 다루거나, 기억력에서 손상된 부분을 보완하는 방법을 제시한다. 기억 기능을 최적화하기 위한 전략은 제7장에서 자세히 검토한다.

기억력은 당연히 인지기능의 다른 측면과 상호작용한다. 기억력 이외에도 주의력과 수행기능은 일반적으로 알츠하이머병의 경과 중 초기 단계부터 저하되고(Collette & Van der Linden, 2004; R. J. Perry & Hodges, 1999), 주의력 자원을 분산시키는 데 어려움을 겪기 때문에 이중 과제 수행도 어려워진다(Baddeley et al., 1991). 이는 기억 기능에 중요한 의미를 내포하고 있는데, 수행기능이 손상되면 기억의 부호화 및 인출의 전략적 측면에 영향을 줌으로써 기억을 되새기는 것이 어려워지거나 일화기억을 그 기억의 출처와 시간적 순서와 연결하지 못하게 된다(Glisky, 1998). 초기 알츠하이머병 환자는 기억의 인출 단계의 어떤 부분에서 특히 어려움을 겪을 수 있고, 또한 환자 스스로 기억을 돕기 위한 전략을 실행하는 것 역시 힘들 수 있다(Bäckman, 1992). 따라서 재활 중재에서 이 영역을 다룰 필요가 있다. 뇌 손상의 재활에 대한 기존의 연구 결과(예: Levine et al., 2000)가 치매의 재활 중재의 방향을 제시하는 데 일부 도움이 될 수 있다.

　[그림 5-3]에 요약한 것처럼 기억력은 세 가지 처리과정인 부호화, 저장, 인출의 측면에서 고려할 수 있다. 이러한 과정은 서로 밀접한 상호연관성이 있으며 각각을 정확히 분리하기가 어렵다(Glisky, 1998). 그러나 알츠하이머병을 가진 사람들의 기억력 문

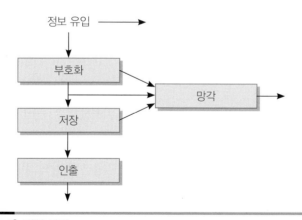

[그림 5-3] 기억 과정

제는 주로 기억의 저장 단계의 문제가 아니며, 빠른 망각이나 건망증이 늘어 가는 문제도 아니다. 자극에 노출된 후 처음 30초 이내에 평가한 단기 망각은 알츠하이머병 환자에서는 손상되지만(Kopelman, 1992), 장기 망각 속도는 일반적으로 건강한 사람과 비슷하다. 대부분의 연구는 자극 후 1분~1주 사이에 장기 망각을 평가하는데, 두 집단의 초기 학습 능력이 대등한 경우 자극 후 알츠하이머병 환자의 망각 속도는 대조군과 동등하다(Christensen, Kopelman, Stanhope, Lorentz, & Owen, 1998). 따라서 기억을 저장하는 단계에서 일부 어려움이 있을 수 있지만(Becker et al., 1996), 이것이 주된 문제는 아니다. 마찬가지로, 기억의 인출 과정에 어려움이 있을 수 있지만(Kapur, 1994), 이는 상대적으로 미미하다.

그보다는 기억의 부호화 단계가 기억력 손상의 주된 문제로 보이는데, 기억을 새로이 습득하는 데 많은 어려움을 겪게 된다(Christensen et al., 1998). 이전에는 기억을 부호화하는 것이 가능했고, 그렇게 해서 부호화된 기억들이 또한 소실될 수 있기 때문에 앞에서 한 설명은 충분하지 않다(Glisky, 1998). 특히 의미기억의 저하는 주로 지식이 실제로 소실되었기 때문으로 보인다(J. R. Hodges et al., 1996). 그러나 새로운 장기기억을 쉽게 습득하기 위해서는 기억을 부호화하는 단계에서 적절하게 처리되는 것이 중요하다. 학습을 도움으로써 기억이 잘 부호화되고, 새로운 정보가 기억 저장고에 통합된다면, 그 정보는 잘 보존될 것이다. 일화기억의 손상이 있으므로, 이런 종류의 접근법은 소량의 중요한 정보용으로만 사용해야 한다. 다시 말해, 기억의 처리과정에 관한 근거를 바탕으로 할 때 적절한 표적 재활 접근법이 타당해진다.

초기 알츠하이머병의 기억 기능에 대한 연구에서 환자의 행동을 관찰해 보면 시스템이나 과정에 관계없이 재활 가능성이 보인다. 이 잠재력을 충분히 활용하려면 환자의 행동들이 신경세포 수준에서 기전과 어떻게 관련되어 있는지 고려해 봐야 한다.

뇌 병리학과 신경가소성

초기 알츠하이머병에서 가장 크게 영향을 받는 뇌 영역은 내측 측두엽, 기저 앞뇌, 시상 및 신피질이다(Bauer et al., 1993). 초기 알츠하이머병에서 일화기억의 소실은 내측두엽 부위의 손상, 특히 해마 복합체의 구조적 손상에 기인한다. 해마 구조는 새로운 일화기억의 형성과 통합 및 기존의 저장된 지식과 연결하는 데에는 필수적이지만, 장기 저장에는 필요하지 않다(Glisky, 1998). 내측두 영역의 병변이 생기면 질병의 진행 단계 중 가장 초기에 손상되는 영역과 해마의 기능적 연결이 단절된다(J. R. Hodges & Patterson, 1995). 의미기억은 일반적으로 질병이 해마 복합체에서 측두엽의 신피질로 진행되는 후기 단계에서 소실된다(J. R. Hodges & Patterson, 1995). 이때는 전두엽도 포함되는데, 이 영역의 병변은 저장된 정보를 기억하고 인출하는 데 있어 전략적 측면에 영향을 미치므로 초기 알츠하이머병 환자는 스스로 기억할 수 있는 전략을 시행하는 것이 어려울 수 있다(Bäckman, 1992).

새로운 일화기억을 형성하고 기존에 저장된 지식과 새로운 기억을 연결시키는 뇌 영역이 실제 기능적으로 단절되고 있음에도 행동에 대한 연구에서 환자들이 학습할 수 있다는 사실을 관찰할 수 있다. Glisky(1998)에 따르면 연결 기능을 용이하게 하기 위해 기억의 부호화 단계에서 적절한 전략을 구사한다면 기억 기능을 하지 않는 다른 뇌 영역이 새로운 정보를 기존 기억과 통합하는 기능을 할 수 있다. 그 예시로, 초기 알츠하이머병에서 해마 복합체보다 손상이 덜한 신피질 영역에서 음운론과 의미론적 표현 사이에 점진적으로 재구성을 한다면, 얼굴-이름 연상에 대한 재학습이(Clare et al., 2002a) 해마의 기능과 무관하게 가능할 것이다. 초기 알츠하이머병에서 손상된 신경망을 보상할 수 있는 새로운 신경망의 존재를 증명하는 연구 결과들이 많아졌다(Grady et al., 2003). 기능자기공명영상(fMRI) 연구(Grady et al., 2003)에서는 초기 알츠하이머병 환자가 일화기억과 의미기억 과제를 수행할 때 대조군과 다른 뇌 영역을 사용하는 것으로 나타났다. 대조군은 왼쪽의 전전두엽과 측두엽 피질 영역이 활성화되었고, 알츠하이머병 환자는 양쪽의 등가쪽 전전두엽과 후방의 대뇌 피질 영역이 활성화되었는데, 환자군의 과제 성과가 더 높게 나온 것은 이 결과와 관련이 있다. 알츠하이머병 환자들은 일부 영역에서는 대조군보다 기능적 활성화가 낮았으나 다른 영역에서는 활성화가 증가했다. Sperling 등(2003)은 알츠하이머병 환자가 연상 학습 과제를 할 때 해마의 활동이 감소하였으나, 내측 두정엽과 후부 띠고랑 영역에서 활성화가 높아진다고 보고했다. 저자들이 연구한(Parienté et al., 2005) 기능자기공명영상 실험에서는 사건 관련 연구 설계를 이용해 연상 부호화 과제를 수행하는 것을 조사하고, 얼굴-이름 연상 과제에서 성공적으로 기억 부호화 과정을 마친 집단과 그렇지 못한 집단을 비교하였다. 그 결과, 알츠하이머병 환자의 양측 해마 활성이 감소한 것 외에도 전두엽 및 두정엽 영역에서 양측이 과활성화되며, 이러한 결과가 효과적인 기억 부호화와 관련이 있다는 사실을 알게 되었다. [그림 5-4]에 성공적인 연상 과제 학습과 연관된 뇌의 영역을 제시하였다. 연령이 더 높은 대조군([그림 5-4a])의 평균 데이터를 보면 부호화 성공 과정에서 좌우 해마, 위둔덕 및 좌측 하전두엽에서 활성화되었다. 한 알츠하이머병 환자는 기억의 부호화가 잘되었을 때, 실제 뇌에서는 왼쪽 해마 영역이 대조군([그림 5-4b])보다 덜 활성화되었고, 전두 피질과 고위 시각 피질에서 대조군([그림 5-4c])보다 과활성화되었다. 알츠하이머병에서 원래의 기능과 다른 신경구조들을 사용하고, 일부 뇌영역이 과활성화되거나 다른 영역이 연관되는 것은 신경 손상에 대한 보상 기전일 것이다.

재활 중재가 효과적인 사람들에게는 치료 접근법이 보상 과정을 촉진했을 가능성이 있으며, 신경가소성의 기전이 작동한 것으로 볼 수 있다. 우리의 선행 연구 결과는 이 견해를 뒷받침한다. 연상 부호화 및 인출 과정에서 활성화되는 영역을 확인하기 위해 블록 디자인을 사용한 기능자기공명영상 연구에서, 8주간 인지재활 중재를 하기 전의 기준 스캔과 중재치료 후에 촬영한 두 번째 스캔을 비교하여 치료에 따른 활성화 패턴의 차이를 관찰하였다. 활성화 패턴의 차이는 관심 있는 뇌영역의 활성화 증가 또는 감소를 모두 의미한다(Clare et al., 2006).

보상 기전이 관련되어 있다면, 이 과정은 표적 재활 접근법으로 촉진할 수 있다. 앞에서 언급했듯이 다른 뇌영역이 보상 활성화에

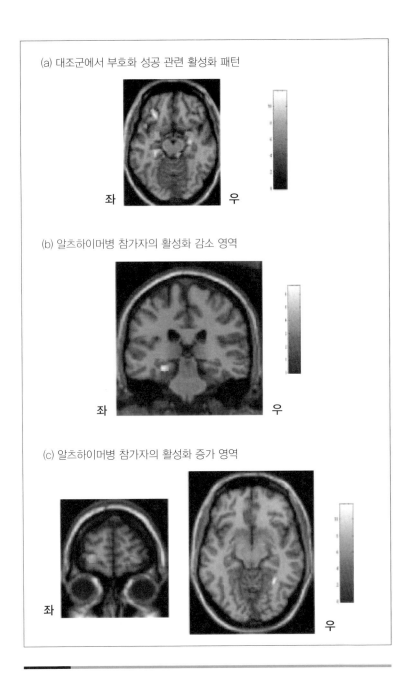

(a) 대조군에서 부호화 성공 관련 활성화 패턴

좌 우

(b) 알츠하이머병 참가자의 활성화 감소 영역

좌 우

(c) 알츠하이머병 참가자의 활성화 증가 영역

좌 우

[그림 5-4] 성공적인 연상 학습 성공 시 뇌 활성화

참여하는 것은 학습 효율이 떨어진다는 의미이므로 새로운 학습을 위해 충분한 시간과 노출을 허용하는 것이 중요하다. 한편, 재활은 약해진 신경 연결을 강화시키는 데 도움이 될 것이며, 손상된 영역에서 기능을 일부 회복시킬 수 있다. 재활의 여러 측면이 하나 또는 여러 기전을 반영할 수 있고 실제 개인차가 있으므로, 이 두 가지 가능성이 반드시 상호 배타적인 것은 아니다. 그러나 실제 현실적 변화가 신경가소성에 의한 것인지 신경회복에 의한 것인지에 관한 문제는 재활 기술이 발전하는 데 영향을 미친다. 부연 설명하면, 재활 중재의 효과가 기능의 회복 때문이라면, 기존의 지식과 기술을 연습하는 것이 효과적일 것이다. 만약 재활 중재의 효과가 신경가소성 때문이라면 표적이 되는 뇌 영역의 활성화를 촉진하고 보상 회로의 재구성을 도와줄 수 있는 재활 기법을 설계할 필요가 있다.

일반적으로 기억력 장애와 관련된 뇌 병리 현상을 고려할 때, 목표가 새로운 정보를 유지하는 것이라면, 중재는 효과적인 기억 부호화를 확립하고, 저장된 정보와 새로운 정보를 연결하는 과정을 지원하며, 기억 전략을 가르치고 강화하는 쪽으로 초점을 맞춘다. 새롭게 학습을 할 수 있다 하더라도 새로운 장기기억을 습득하는 것이 용이해지기 위해서는 환자 개인에게 중요하고 의미 있는 정보로 제한하는 것이 이상적이다. 행동 변화의 기초가 되는 기제와 이를 통해 신경가소성 또는 신경 기능이 회복되는 정도를 잘 이해하면 특정 인지 영역으로 중재 접근법의 목표를 정해 개선하는 데 도움이 될 것이다.

예방 가능성

치매가 진행되는 과정을 설명할 수 있는 신경 기전에 대해 잘 알게 되면서 신경가소성의 가능성도 점점 더 많이 고려하게 되었지만, 재활 중재가 실질적으로 신경가소성에 도움이 될지, 인지나 행동 변화가 지속적인 신경 수준의 변화에 반영되는지에 대해서는 상대적으로 거의 알려지지 않았다. 이렇게 된다면 증상을 관찰한 결과에 따라 재활 중재뿐만 아니라 유사한 접근법을 사용하는 사전 예방적 대책의 강력한 근거가 된다. 그러나 재활 중재가 치매를 예방할 가능성이 있을지 잘 알지 못한다. 여기서 예방이란 치매라는 질병이 발생하지 않도록 하는 예방, 경도인지장애에서 치매로 진행하지 못하도록 하는 예방, 치매를 진단했다면 일상생활기능의 장애가 새롭게 생기거나 진행하지 않도록 하는 예방, 심각한 장애를 막는 예방 등을 의미한다.

제1장에서 논의했듯이, 사람들이 보고하는 인지활동 수준과 연령에 따른 인지기능의 변화 정도의 관계가 명확하지는 않지만 일반적인 의미에서는 인지활동이 치매의 발생을 예방하는 역할을 하는 것으로 알려져 있다(Salthouse et al., 2002). 연구 시작 당시의 인지활동과 신체 활동에 참여하는 정도가 나중에 치매의 발병과 연관성이 있는지 조사한 연구들도 있었다. 신체 운동이 치매를 일으킬 위험을 줄이는 데 기여한다는 연구 결과들도 있고(Laurin et al., 2001), 인지활동이 신체 활동보다 더 중요하다는 연구 결과들도 있다. 한 연구(R. S. Wilson, Leon et al., 2002)에서는 종교 교단의 801명의 노

인들을 대상으로 독서, 퍼즐, 카드 게임, 산책을 포함한 다양한 활동에 대한 참여 여부를 평가했으며, 이후 평균 4.5년 후 추적조사를 했다. 인지활동을 많이 할수록 알츠하이머병의 발병 위험이 감소하고, 나이, 성별, 교육 수준을 통계적으로 통제했음에도 불구하고 인지능력이 잘 유지되었는데, 특히 작업기억 및 지각 속도 영역에서 뚜렷했다. 지역사회 표본을 이용한 연구(R. S. Wilson et al., 2002)에서도 비슷한 결과가 관찰되었다. 인지활동이 알츠하이머병이나 혈관성 치매의 발병 위험을 감소시키며, 인지활동 참여에 대한 연구는 독서, 보드 게임, 악기 연주, 춤과 같은 다양한 활동들이 많은 도움이 되는 것으로 나타났다(Verghese et al., 2003). 이 연구는 Wilson 등의 연구와 마찬가지로 신체 활동이 예방 역할을 한다는 직접적 증거를 찾지는 못했지만 춤은 인지력과 신체적 노력과 기술을 결합한 활동이라는 점을 고려할 필요가 있다.

일반적인 인지활동의 유익한 효과는 연령에 따른 인지 변화의 영향을 완화하여 장애 발병을 어느 정도 막을 수 있는 인지예비능력 구축에 기여할 수 있다(Richards & Sacker, 2003). 따라서 잠재적으로 인지활동은 인지기능을 유지하고 나아가 진행을 지연시키기 때문에 이미 치매를 앓고 있는 사람들에게도 약간의 도움을 줄 수 있다. 제6장에서는 치매환자를 위한 인지활동에 기초한 중재 효과에 관한 증거를 설명한다. 그러나 치매로 인한 인지 변화의 영향은 일상 활동과 참여뿐만 아니라 자아감과 정체성에도 영향을 준다. 일단 치매가 시작되면 환자의 행복을 최적화하기 위해 보다 집중적인 중재가 필요할 수도 있다.

결론

이 장에서는 특히 초기 단계의 알츠하이머병을 예로 들어, 학습 및 행동 변화에 대한 실험적 근거를 검토하고 신경심리학적 변화에 대한 증거뿐만 아니라 신경 기전과 신경가소성에 대해 알려지기 시작한 증거와 연결해 보았다. 치매환자를 필요에 맞게 도울 수 있다면 학습이 가능하다는 것이 분명하므로, 새로운 학습, 재학습, 행동 변화의 잠재력을 어떻게 활용할 것인지 고려해 볼 필요가 있다. 신경심리 프로필을 이해하면 보존된 기억 부분에 구축하고, 저하된 기억을 더 잘 활용하며, 특정 어려움을 우회할 수 있는 보상 전략을 적용하는 것에 대한 적절한 시기를 결정할 수 있다. 최근의 신경영상 연구의 결과에 따르면, 관련 기전에 대한 이해가 높아짐에 따라 아직은 초기 단계임에도 불구하고 향후 신경가소성의 보유 잠재력을 활성화하기 위한 중재 전략을 세밀하게 조정할 수 있다고 한다. 행동, 신경심리, 신경영상 연구 결과를 종합적으로 고려하는 것은, 개인의 생물학적 · 심리적 · 사회적 요인을 고려해 광범위하게 심리학적 체계의 맥락에서 볼 수 있다면, 치매환자에서 장애의 영향을 줄일 수 있는 재활 접근 방식을 채택할 강력한 이론적 토대가 된다.

이 시점에서, 재활치료사가 사용할 수 있는 구체적인 전략의 범위와 이것이 치매환자와 개인적으로 관련이 있는 일상 기능 측면을 다루는 데 어떻게 사용될 수 있는지 설명하기 전에, 인지 중심의 중재가 전통적으로 치매 치료에 어떤 식으로 적용되어 왔는지 검토해 볼 필요가 있다. 중재 쪽에서는 인지기능에 대해 오랫동안 관심을 기울였지만, 앞서 검토한 것과 일반적으로 강조하는 부분에는 크게 차이가 있다. 다음 장에서는 인지재활 접근법과 비교할 수 있도록, 이러한 접근법을 설명하고 그 효과에 대한 증거를 평가해 보려 한다.

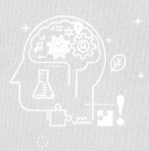

개인별 재활
중재를 향해

치매 치료에서 신경심리재활치료 방법을 고려하기 전에 치매환자에 적용된 심리적 중재의 역사를 고찰하고 신경심리재활치료가 다른 접근법과 어떤 관련이 있는지 생각해 보는 것이 도움이 된다. 이 장에서는 이러한 맥락에서 신경심리재활의 특징을 명확히 하기 위해 치매환자를 대상으로 한 인지중심 중재에 대한 간략한 역사와 개요를 다루고, 다른 형태의 인지중심 중재와 어떻게 다른지 설명한다.

인지중심 접근법은 과거부터 치매 치료방법 중 하나인 심리사회중재의 핵심 요소였다. 중등도, 중증 치매환자들을 위한 가장 초기 심리사회 중재 형태 중 하나가 현실지남력(Reality Orientation)이었으며(Woods, 1992), 이외에도 인지기능을 향상시키기 위한 방법 개발이 이어졌다. 최근에는 치매 조기 발견과 진단에 따라 치매 초기 단계에 있는 사람들, 주로 알츠하이머병이나 혈관성 치매로 진단된 사람들을 대상으로 인지중심 접근법이 시행되고 있다. 많은 연구가 보고되었으나, 모든 문헌이 신뢰성이 있다고 보기는 어렵다. 특히 중재 성격에 따라 용어 사용에 차이가 있다. 각 연구자들이 자신의 중재안을 무엇이라 부르는지 논란이 있을 수는 있지만 인지에 초점을 맞춘 접근 방식은 크게 세 가지로 인지자극, 인지훈련, 인지재활로 구분될 수 있다. 앞서 언급했듯, 이 용어는 문헌에서는 다소 상호 교차하여 사용되며, 이로 인해 약간의 혼란을 일으킬 수 있다. 또한 일부 중재는 이들 중 둘 이상의 요소가 결합되어 있기도 하다. 그러나 명확한 개념을 전달하기 위해 다음과 같이 정의하도록 한다(Clare, Woods, Moniz-Cook, Spector, & Orrell, 2003).

- 인지자극은 다양한 집단 활동의 참여와 인지 및 사회적 기능을 향상시키기 위한 토론을 포함한다. 목표는 인지 및 행동을 개선시키는 것이다. 이 정의는 일반적인 인지자극과 현실 지남력을 모두 포함한다. 인지자극은 초기 치매환자에게도 사용하긴 하지만 전반적으로 이러한 접근법은 중등도, 중증의 심각한 치매를 앓고 있는 사람에게, 주로 주간보호시설이나 공공요양기관에서 종종 사용된다.
- 인지훈련은 기억력, 언어, 주의력이나 수행 기능과 같이 특정 인지 영역을 향상시키기 위한 일련의 표준화된 과제를 수행하는 것이다. 인지장애 정도에 따라 다양한 난이도의 표준화된 과제를 적용할 수 있다. 목표는 인지기능을 향상시키는 것이다. 이 접근법은 건강한 노인과 경도인지장애 환자뿐 아니라 경도 및 중등도 치매환자에게도 사용되었다.
- 인지재활은 인지장애로 발생한 특정 일상생활기능 저하로 인해 야기되는 치매환자나 그 가족 혹은 간병인들의 어려움을 해결하기 위해 고안된 중재법을 말한다. 목표는 인지기능 자

체의 향상보다는 일상생활기능과 삶의 질 향상이다. 이 접근법은 초기 단계의 치매환자에 주로 사용되었지만 경도인지장애부터 중증 치매에 이르는 모든 단계의 환자에게 적용될 수 있다.

이 정의는 전통적인 인지기반 중재와는 구분되어, 광범위한 의미의 인지자극 및 인지훈련, 신경심리 혹은 인지재활을 강조한다. 그럼에도 보상 전략이나 학습을 촉진하는 특정 기술 적용 면에서는 서로 공통된 요소가 있을 수도 있다. 여기에서는 인지재활과 인지자극, 인지훈련과의 차이점을 설명하기 전에 인지자극과 인지훈련의 기원과 효능 근거를 검토한다.

현실지남력과 인지자극

치매환자를 위한 현실지남력 치료는 정신병원의 장기 입원환자 심리사회 재활법을 개발하면서 파생되었다. 현실지남력 접근법은 치매환자에게 체계화된 심리사회 중재를 제공할 수 있는 최초의 기회였으며, 많은 요양원에서 채택하여 널리 보급되었다. 현실지남력은 현재 상황에 대한 개인의 지남력을 높이고 기억을 돕기 위한 단서와 자극을 사용하며, 인지활동, 사회적 상호작용, 토론을 통해 인지기능과 행동기능을 향상시키는 것이 목표이다(Woods, 1999). 이 치료법은 중등도, 중증의 치매환자들에게 일반적으로 적용되었다. 현실지남력은 일반적으로 집단 회기로 실시하지만, 가정이나 주간보호시설에서는 일상적인 환경에서 환경에 대한 단서와 유도를 지속하며 진행할 수 있다. 아마도 치매 치료에서 이러한 현실지남력이 가장 확실하게 남긴 것은 낮 시간 대 환자 활동 영역 어디에나 '현실지남력 보드'가 존재한다는 것이다. 그러나 실제로는 현실지남력 보드의 내용은 종종 지난 날짜가 적혀 있거나 누락되기도 하고, 또는 환자 수준에 맞지 않는 경우가 많다. 더 중요한 것은 현실지남력을 섬세하지 않고 공격적인 방식으로 적용할 위험성이 많이 보고되었다. 현실지남력 접근법의 목적이 환자에 대한 지지와 인지장애를 수용하는 것이지만 실제로는 잘못 적용될 가능성이 있기 때문에, 이로 인해 많은 비판이 일었다(Woods, 2002). 일부 비평가는 현실지남력이 치매환자에게 필요한 정서적 요구 사항을 고려하지 않았다고 결론을 내렸으며, 그 결과로 인정요법(validation therapy; Feil, 1992)과 같은 대체 접근법이 개발되었다. 그럼에도 불구하고 현실지남력 개념은 오늘날의 치매 치료에 영향을 미쳤고, 특히 이탈리아에서 많이 사용되었다(Woods, 2002).

현실지남력의 평가는 전형적으로 간이정신상태검사(Folstein et al., 1975)와 같은 인지 선별검사와 돌보는 사람의 행동 평가가 포함된다. 현실지남력의 초기 코크란 체계적 문헌고찰(Spector, Orrell, Davies, & Woods, 1998)에서는 중등도와 중증 치매환자들을 위한 전통적인 현실지남력 중재와 초기 치매환자를 위한 인지자극 연구를 포함하여 6개의 무작위 대조군 연구를 메타분석하였다. 결과를 보면, 일부 연구에서 인지평가가 유의하게 개선된 것으로 나왔다. 그러나 행동 평가 결과에서 현실지남력 치료의 긍정적인 효과 증거는 상대적으로 적었다.

치매를 조기에 진단하게 되면서, 초기 치매환자들을 위한 일반 인지자극 방법이 개발되었다(Breuil et al., 1994). 이 접근법이 명확하게 기술되어 있지는 않지만, 인지기능의 특정 영역을 목표로 하기보다는 전체 영역을 포함하여 훈련해야 한다는 가정에 기반을 둔 것으로 보이며, 따라서 과제들은 일반자극을 제공하는데, 즉 연상작용과 관련된 자극이다. 이 프로그램은 익숙한 물체의 그림을 그리기 위한 점 연결, 물체의 이름 대기 및 분류, 단어연상, 친숙한 물체를 다른 시각에서 그리는 것과 같은 활동으로 구성된다. 물론, 대부분의 인지과제는 다양한 능력과 기능이 필요하므로, 기능 영역 중 목표로 하는 특정 영역이 다른 인지 영역을 건드리지 않는다는 보장은 없다. 예를 들어, 특정 얼굴의 이름을 기억하는 것에는 기억력과 함께 지각, 주의력 그리고 수행 기능이 확실히 관련되어 있다.

Woods(2002)는 이 일반인지자극방법이 현실지남력 프로그램의 목적을 보다 효과적으로 압축한 유사한 방법이라는 점에서, 현실지남력과 일반인지자극방법을 모두 포괄한 방법으로 '인지자극'이라는 용어를 사용해야 한다고 제안했다. 현실지남력 관련 연구에서도 현실지남력 뿐 아니라 회상과 같은 다른 접근법을 사용하여 현실지남력 중재법으로 발전하였고, 이러한 연구 결과에서 긍정적 효과가 보고되면서(Spector, Orrell, Davies, & Woods, 2001), 점차 이 중재는 '인지자극(cognitive stimulation)'으로 재명명하였다(Spector et al., 2003). 중등도 치매환자를 위한 이 집단치료 프로그램에는 회상, 감각 자극, 사람 인식, 대상 인식 및 사용, 단어 및 숫자 게임, 신체 게임, 노래 및 오리엔테이션이 포함되었다. 이러한 활동에 참여한 환자들은 치료를 받지 않는 대조군에 비해 인지기능이나 스스로 평가한 삶의 질이 향상된 것으로 평가되었다. 이 연구는 Breuil 등이 기술한 활동보다 훨씬 광범위한 범위의 활동을 포함한 것으로 보이므로, 용어를 어느 정도까지 다르게 기술하는 것이 적절할지는 불분명하다. 단지 현실지남력이라는 용어가 보다 적절하게 명명되었을 가능성을 시사한다.

현실지남력과 인지자극이 긍정적인 효과를 나타낼 수 있다는 근거가 일부 있지만 그 적용 방법에는 상당한 제한이 있다. 첫째, 치료내용에 대한 이론적 근거와 치료 내용과 결과 간 관계를 명확하게 설명하기 어렵다. 인지기능이 주요 결과 지표이긴 하나, 명확한 이론적 인지기능 모델을 토대로 한 것 같지는 않다. 일반적으로 정신활동뿐만 아니라 다른 종류의 인지자극과 현실지남력을 연결하는 활동이 인지기능 향상에 도움이 된다고 가정되지만, 신경심리 이론 모델과는 명백한 관계가 없다. 이론적인 토대가 있고, 경험적으로 검증된 학습 방법이라 하더라도 임상적으로 이용되기에는 한계가 있다. 중재는 일반적으로 다양한 요소를 포괄한다. 따라서 긍정적인 결과를 보인 중재요법이라고 하더라도 다양한 요소의 상대적인 기여도를 확인하기 어렵고, 이러한 중재가 긍정적 효과를 발휘하는 기전의 이론적 근거를 제시하는 것은 불가능하다(Bird, 2001). 중재는 여러 구성요소를 포함할 뿐만 아니라 연구마다 선택한 특정 구성요소도 다양하므로 결과 해석이 어렵다. 또한 보고에서 실제 중재 방법은 잘 설명되지도 않아 보고의 임상적 유용성에도 한계가 있다. 치료 효과는 주로 인지검사 점수로 판단하는데, 일반적으로 선별검사는 간략하여 인지 변화에 대한 정보가 빈약하다. 즉, 선별검사 점수가 약간 높아진 것이 일상생활 변화와 기능저하 수준에서 어떻게 나타나는지 확인할 수는 없다.

치료는 일반적으로 표준화되거나 정형화된 집단 중재 형태가 좋다. 그러므로 전반적인 접근법이나 구체적인 내용 모든 것을 참가자 개인의 요구나 선호도에 맞춰 조정하지 않는다. 결과적으로 이 방법은 개념이나 적용 면에서, 환자 개개인 중심의 치료라고 할 수 없기 때문에 좀 더 개별화된 방법이 필요하다(Spector et al., 1998). 집단자극활동은 일부 사람들에게는 즐겁고, 전반적인 치료 패키지 내에서 유용한 자극을 제공받을 수는 있지만, 모든 참가자들에게 적절하다고 볼 수 없다. 오히려 각 참가자는 개별화된 접근을 통해 더 큰 효과를 볼 수 있다(Spector et al., 2001). 이와 반대로, Cohen-Mansfield 등은 주간보호시설과 요양원에서 중등도와 중증의 치매환자를 위한 개별 맞춤 중재의 예시를 제시하였다(Cohen-Mansfield et al., 2000; Cohen-Mansfield, Parpura-Gill, & Golander, 2006). 그들은 참가자들이 가족-사회적 역할, 전문적인 역할, 여가 시간 및 취미, 각 개인의 성취와 특성 등의 영역을 파악함으로써 본인의 핵심적인 역할 정체성을 확인하는 방법을 개발하였다. 현재 상황에서 각 개인의 가장 핵심적인 역할을 파악함으로써, 역할 정체성과 직접적으로 관련되며 삶의 목적이나 의미를 찾을 수 있고 사람의 능력(물론 인지기능 포함)과 필요에 적합한 개별활동 프로그램을 개발하였다. 이 실험적 접근법은 참가자가 시설에서 제공되는 정기적인 활동 프로그램에 참여하는 통제 조건과 무작위 통제 조건으로 비교되었다. 개별 중재를 받은 참가자는 대조군보다 기쁨, 관심, 참여, 지남력 및 정체성인식 등의 수준은 높아졌고 불안은 낮아졌다.

　현실지남력 혹은 인지자극 집단치료에 대한 또 다른 중요한 연구가 있다. 한 연구(Gerber, Prince, Snider, Atchison, Dubois, & Kilgour, 1991)에서 치료자가 개입한 집단 사회 활동에 종사한 비교 집단이 현실지남력 치료 집단과 동등한 효과를 보였다고 보고하였다. 두 집단 모두에서 무치료 대조군에 비해 특히 지남력과 언어 능력의 인지기능 개선을 보였다. 이 연구는 현실지남력 치료 효과가 특정 인지중심 치료보다 사회적 활동에서 기인했을 수도 있다는 것을 보여 준다. 대부분의 연구는 사회적 활동이나 사회적 지지 대조군 집단을 포함하지 않았으므로 앞으로 이 문제를 좀 더 다룰 필요가 있다. 현실지남력 치료는 열악하고 자극이 없는 환경의 심각한 장애환자를 대상으로 하여, 인지장애가 호전될 뿐 아니라, 기능장애를 개선시킴으로써 효과적이었다. 환자들이 주야간 보호시설이나 요양병원에 입소하면 박탈감을 느끼게 되는데 현실지남력 치료는 이런 박탈감 개선에 매우 중요한 것이 확실하며, 또한 환자의 기능회복과 행복감에 긍정적 영향을 미칠 수 있다. 그러나 환자들의 집단 환경을 개선하기 위한 포괄적인 접근법이 간단한 집단치료중재보다 더 절실하다는 것은 의심할 여지가 없다. 개개인의 특성에 맞게 정원 가꾸기, 요리, 집안일, 애완동물 돌보기, 시사 문제와 과거 추억에 대한 대화, 게임, 퍼즐, 음악과 같은 취미 생활과 일상적인 활동에 참여할 수 있도록 개별 지원 기회를 제공한다면 집단자극요법은 거의 필요하지 않을 것이다.

인지훈련

　　인지훈련(때로 '인지재훈련'이나 '인지치료'라고도 함)은 인지기능 중 하나 이상의 영역을 훈련하는 데 중점을 둔 치료법이다. 참가자는 기억이나 언어, 주의력과 같이 인지기능의 특정 영역과 관련된 일련의 표준 작업 훈련을 한다. 훈련 방법은 특정 영역 학습을 향상시키는 것으로 알려진 실험적으로 검증된 기술을 기반으로 특정 영역 학습을 하는 것이다. 경우에 따라 다양한 난이도의 과제가 제공될 수 있다. 인지훈련은 인지기능의 개념에 기반하고 있으므로, 보존 또는 손상된 인지기능에 따라 탄력적으로 적용될 수 있다. 인지훈련 방법이 널리 비판을 받긴 했으나 훈련된 영역에서는 일상적 기능을 향상시키거나 적어도 유지할 수 있는 잠재력이 있다고 보여진다(Bird, 2000). 이처럼 인지훈련은 인지검사나 신경심리검사 결과로 치료 효과를 평가하여, 대조군과 대비되게 치료군이 치료 표적 영역에서 인지기능이 개선되거나 적어도 유지할 것이라는 기대가 있다. 인지훈련은 근본적인 손상의 진행을 줄이거나 늦추는 데 초점을 맞추고 있다. 인지훈련이 즉각적인 훈련 영역 및 연관된 과제 수행에 효과적이며, 더 나아가 전반적인 인지기능 향상에도 도움이 될 것이라고 가정된다. 그러나 경험상 중재 프로그램 자체가 적절히 활용되지 않는 한, 전반적인 인지기능 향상을 기대하기는 쉽지 않을 것이다.

　치매환자들을 위한 인지훈련 방법은 건강한 노인들과 경도인지장애를 가진 환자들에게 사용되는 접근법과 많은 공통점이 있다.

그러므로 치매환자를 위한 인지훈련 방법과 효과를 검토할 때, 정상 노인과 건망증을 보이는 노인에서의 접근법을 고려하는 것이 도움이 된다.

제5장에서 지적했듯이, 평생에 걸친 인지활동은 노령기 인지 저하에 대한 예방 가능성을 시사한다. 그러나 이러한 관찰에도 불구하고, 건강 노인에 대한 인지훈련 효과는 미미하다. 건강한 노인의 기억 훈련에 관한 31개의 연구에 대한 메타분석(Verhaeghen, Marcoen, & Goossens, 1992)에 따르면 훈련은 일회성 기억 과제 수행에 영향을 미치지만 효과는 크지 않았고(참가자는 0.78 표준편차 단위가 향상되었고, 대조군은 0.38 표준편차 단위가 향상됨), 훈련 효과는 나이가 들수록 더 작았다. 일상생활 기능 향상 효과를 일반화할 수 있는 증거는 없었다(Verhaeghen et al., 1992). 어떤 연구는 훈련 후 과제별 개선도가 상당 기간 유지될 수 있고, 불안을 줄이기 위한 이완 훈련을 포함함으로써 효과를 증가시킬 수 있다고 하였다(Ball et al., 2002). 노인성 기억력 장애나 노인성 인지 저하로 설명되는 노인들에 대한 인지훈련중재에서도 유사한 결과가 나왔다(Sheikh, Hill, & Yesavage, 1986). 기억 훈련을 함으로써 훈련된 기억 과제 수행이 개선되고, 일상생활에도 적게나마 도움이 될 수 있지만, 이것이 전반적인 인지기능 향상으로 이어지지는 않는다. "기억 훈련……은 강력한 중재 수단이 아니다. 대부분의 사람들은 훈련의 결과로 향상되지만, 향상되는 정도가 저명하게 호전되거나 영구적이지는 않다(Scogin, 1992, p. 269)." 아직까지 인지훈련이 치매 발병을 예방할 수 있을 것으로 여기지 않기 때문에 인지훈련은 거의 지지를 받지 못하는 방법이며, 임상 적용증도 거의 없다.

최근에는 경도인지장애 기준에 해당하는 사람을 대상으로 인지훈련의 효과를 평가하기 시작했다. Rapp, Breenes와 Marsh(2002)는 6주 기억 훈련 중재군과 대조군을 비교한 무작위적 인지훈련 결과를 보고했다. 중재 참가자가 기억력이 향상되었다고 보았지만 치료 후 평가나 6개월 추적 관찰에서 집단 간에 유의한 차이는 없었다. 따라서 인지훈련이 경도인지장애 환자에게 특히 유익하거나 경도인지장애가 치매로 진행하는 것을 예방하는 데 도움이 된다고는 볼 수 없다. 그러나 증거 자료가 현재 매우 부족하기 때문에 아직은 확고히 결론 내리기 어렵다.

정상인지 및 경도인지장애 노인에 대한(여러 유형으로 정의/분류된 사람 포함) 인지훈련의 이점에 대한 증거가 부족함에도 불구하고, 치매환자, 특히 경도와 중등도 치매환자를 대상으로 한 이 접근법의 적용에 대해서는 많은 관심이 모아졌다. 치매환자를 위한 인지훈련은 개인이나 집단 회기를 포함하여 다양한 형식으로 제공되거나 광범위한 중재 프로그램의 일부로 제공된다. 가족 구성원은 때때로 치매환자와 함께 집단 회기에 참여하거나 사전에 지정된 프로그램을 따르고 치료사와 접촉하며 가정에서 훈련을 권유하는 형식으로 참여했다. 과제는 종이와 연필이나 컴퓨터 양식으로 제시될 수 있으며, 낱말목록을 학습하는 것과 같은 추상적인 작업에서부터 청구서 지불과 수표장의 잔액 맞추기와 같은 일상적인 활동에 이르기까지 다양하다. 때로는 표준화된 작업 환경 내에서 다양한 난이도를 구현할 수 있으므로 능력에 따라 작업을 선택할 수 있다. 일반적으로 결과는 신경심리검사나 인지 선별검사 형태로 손상 측정에 대한 훈련 전/후 점수를 비교하여 평가한다.

특정 영역을 목표로 하는 구체적인 작업과 방법의 범위와 종류가 다양하므로 여러 연구를 명확히 비교하기 어렵다. 따라서 이해를 돕기 위해 정리한 연구 자료를 몇 가지로 분류하였다. 즉, 전산화 훈련을 받는 사람과 일상생활 활동개선을 목표로 하는 사람들을 포함한 개인 훈련 회기 포함 연구, 가족 구성원이 중재를 하는 연구, 집단회기와 관련된 연구, 인지훈련과 다른 접근법을 결합한 연구로 분류하였다.

개인 인지훈련 회기는 여러 연구에서 평가한 바 있다. Beck 등(1988)은 경도와 중등도의 알츠하이머병이나 혼합형 치매환자 대상으로 요양원이나 병원에 입원한 환자에게 일주일에 3시간 30분씩 6주간 개인 인지훈련을 하였고, 이 기간 동안 참가자들은 주의력, 독서력, 집중력, 기억력 향상 훈련을 하였다. 대조군은 평소와 같이 치료를 받았다. 치료 후 인지검사 점수에서 유의한 차이는 발견되지 않았다. Davis 등(2001)은 주간 60분 회기 5주간 인지훈련과 알츠하이머병 환자를 위한 위약치료를 비교했다. 인지훈련 회기에서 참가자는 얼굴-이름 연상 훈련을 하고 개인 정보 리허설을 위해 간혹 기억을 되짚도록 하였다. 훈련받은 집단의 성과는 훈련 전과 비교하여 훈련 받은 특정 영역에서 상당히 향상되었으며, 얼굴-이름 연상과 개인 정보 회상률이 향상되었지만 훈련 집단이나 대조군 집단의 표준 척도에는 변화가 없었다. 중재 이후 집단 간의 유일한 차이점은 훈련 집단이 주의 집중 과제를 더 잘 수행하였고, 다른 인지검사 점수나 우울증, 보호자의 삶의 질에는 집단 간 차이가 없었다. 분명, 이런 결과는 통계적 오류가 원인일 수 있다. 목표과제 수행 능력이 개선되더라도 손상 정도 측정검사에서는 성과가 향상되지 않았으며 관찰된 결과가 임상적으로 유의하지는 않았다. Loewenstein 등(2004)은 '인지재활훈련'과 '정신자극'을 비교하여 12~16주간 24회의 개인 회기를 진행하였다. 인지훈련에는 얼굴-이름 연상 학습, 구매 변경 및 수표장의 잔액 맞추기 같은 일련의 표준 작업 연습도 포함되어 있다. 인지훈련 집단은 정신자극 집단에 비해 훈련과제의 성적은 유의하게 향상되었지만 표준화된 신경심리검사에서는 차이가 없었다. 두 집단 모두 중재 후 참가자의 기억기능에 대한 주관적 평가 결과가 유의하게 더 좋았지만, 정보 제공자의 치료 평가는 인지훈련 집단만 좋았다. 우울증 평가, 일상생활활동, 행동 문제에는 집단 간 차이가 없었다. 따라서 이 연구는 중재된 과제수행이 개선될 수 있다는 것을 보여주지만 이러한 결과가 표준화된 지표에서는 효과가 나타나지 않으므로, 일상생활의 효과를 일반화할 수 있을지는 불분명하다.

표준화된 컴퓨터 패키지를 이용한 개인 인지훈련은 여러 곳에서 연구되었다(Butti, Buzzelli, Fiori, & Giaquinto, 1998). Schreiber 등(Schreiber, Schweizer, Lutz, Kalveram, & Jaencke, 1999)은 경도와 중등도 치매환자를 대상으로 즉각 및 지연 회상과제 연습을 포함한 컴퓨터 인지훈련 회기를 2주간 매일 30분씩 시행하였다. 이 결과를 사회적 접촉 대조군과 비교하였다. 훈련 후, 관찰된 집단 간 유일한 차이는 훈련 집단이 즉각적 시각적 회상과 지연 회상에서 대조군보다 수행력이 유의하게 향상되었다는 점이다. Heiss 등(1994)은 경도와 중등도 알츠하이머병 환자를 대상으로 컴퓨터 인지훈련 회기를 26주 동안 매주 2회, 각 회기당 60분씩 시행하였다. 훈련 중 기억, 지각, 운동 과제를 연습하고, 사회적 지원 위약군과 비교하였다. 두 집단 간에 차이는 보이지 않았다. 따라서 전산화 인지훈련은 초기 치매환자에게는 거의 효과가 없었다. 이 결과는 뇌 손상 후 전산화 인지치료 중재에 대한 광범위한 비판과도 일맥 상통한다(Kapur, Glisky, & Wilson, 2004).

개인 훈련 회기에 대한 이런 연구는 다른 기능과 함께 장애가 있는 측면을 대상으로 했지만 일부 연구자는 절차과제에 집중하여 기억 중 보존된 부분을 유지하거나 향상시키는 데 중점을 두기도 하였다. Zanetti 등(2001)은 경도와 중등도의 알츠하이머병 환자에게 매일 1시간씩 3주간 절차과제훈련을 하였다. 참가자는 일상생활의 13가지 기본 활동과 도구 활동을 연습했다. 중재 후 훈련 집단은 대조군보다 훨씬 더 빠르게 활동을 수행했다. 그러나 실제 환경에서도 일반화가 유효한지 평가해 본 적이 없었으므로 이 발견의 임상적 중요성은 여전히 분명하지 않다. 비슷한 절차기반 접근법으로 주의력, 기억력, 언어 및 지각 능력 향상 훈련을 포함하는 인지훈련과 비교한 적도 있다(Farina et al., 2002). 훈련이 끝난 후 두 집단 모두 기능적 생활 기술이 유의하게 향상되었고 절차훈련 집단의 주의력 행렬 과제 점수도 의미 있게 높았다. 일상생활동작수행, 기억 및 행동 문제, 삶의 질 평가, 기억 또는 언어유창성을 평가하는 인지과제나 간이정신상태검사 점수에서는 집단 간 차이가 없었다. 연구자들은 절차훈련이 잔존 인지기술 향상에 초점을 둔 인지훈련보다 더 유익하다고 결론지었다. 그러나 집단 간에 통계적 차이가 없으므로 이런 해석을 받아들일 때에는 주의할 필요가 있다. 절차과제훈련 연구의 주요 메시지는 절차과제훈련이 실행 속도를 향상시키는 것으로 보이지만, 실제로 유용한지 여부는 아직 밝혀지지 않았다는 것이다. 실제로 절차과제훈련은 임상에서 개시 또는 완료가 어려운 것이 문제였다.

일련의 연구에서, 가족 구성원들은 전문 치료사들의 지원하에 가정환경에서 경도와 중등도 알츠하이머병 환자를 위한 개인 인지훈련 공동치료사로 참여했다(Quayhagen & Quayhagen, 2001; Quayhagen et al., 2000; Quayhagen, Quayhagen, Corbeil, Roth, & Rogers, 1995). 연구자들이 중재를 '인지자극'으로 묘사하였지만, 앞서 설명한 인지훈련 정의도 이에 부합한다. 가족 구성원은 기억력, 문제 해결, 대화 유창성을 다루는 과제를 8주나 12주 동안 하루에 한 시간씩 훈련시키도록 요청받았다. 연구자들은 훈련군을 위약군과 대기명단 대조군과 비교하였다(Quayhagen et al., 1995). 인지훈련 집단의 경우 일반 및 비언어적 기억력과 언어유창성에 대해서는 유의한 효과가 있었지만, 언어 기억이나 문제 해결에는 유의하지 않았다. 간병인이 평가한 행동 문제 개선효과는 인지훈련 집단에서는 효과가 있었으나 다른 집단에서는 효과가 적었다. 이 프로그램과 세 가지 다른 형태의 심리사회 중재와 대기명단 대조군(Quayhagen et al., 2000)을 비교하면 인지훈련군은 지연성 기억, 문제 해결, 언어유창성에 대해서는 수행력이 훨씬 좋은 것으로 나왔다. 이런 간병인은 다른 조건의 간병인보다 우울 척도 점수가 낮았다. 이 연구 결과가 긍정적이긴 하지만 측정값을 모아 보면 해석이 매우 어렵다.

집단중재는 어려움이 있지만 치매환자에게 여러 가지 이점이 있다(Scott & Clare, 2003). 집단 활동은 비슷한 어려움을 겪고 있는 다른 사람들과 접촉할 수 있는 기회를 제공하여 정서적인 부분과 실질적인 부분에서 지원을 이끌어 낸다. 집단인지훈련중재는 여러 가지 형태가 있다. 어떤 경우 치매환자들로만 구성되는 경우도 있고, 치매환자가 가족 간병인과 함께 참여하는 경우도 있다. 특정 인지훈련 요소는 아이디어를 공유하고 전략을 연습할 수 있는 집단 상호작용과 토론을 통해 한층 강화될 수 있다.

집단인지훈련중재는 주거지나 지역사회 기반 환경에서 제공되었다. Bernhardt 등(2002)은 경도와 중등도의 치매환자를 위한 주거환경 집단기억훈련 중재를 제공했다. 이 중재는 6주간 주 2회 매 1시간 회기로 구성되어 있다. 중재 후, 훈련 집단은 인지기능이 개선된 것으로, 대조군은 감소한 것으로 평가받았지만, 집단 간의 차이는 유의하지 않았다. 일반적으로 집단인지훈련중재는 지역사회 거주 참가자에게 제공된다. Zarit 등(1982)은 치매환자와 가족 간병인으로 집단중재를 제공하였다. 이 연구는 시각적 정신이미지의 형성, 연결 그리고 문제 해결을 훈련하는 수업과, 대기명단 대조군의 일상생활문제 관리의 실용단계 수업을 비교하였다. 참가자와 간병인은 매주 2회씩, 총 7회의 90분짜리 훈련 회기에 참가하였다. 중재가 끝날 때 두 교육 집단 참가자 모두 회상에 대해서는 대조군보다 훨씬 더 좋은 점수를 받았다. 또한 참가자들에서는 회기 내 추가 학습 성과도 나타났다. 간병인에 대한 영향은 덜 긍정적이었다. 두 종류 수업에 참가한 간병인은 모두 중재가 끝날 때 더 우울한 느낌을 겪었고, 기억과 행동 문제의 부담 및 지각 정도가 좋아지지 않았다. 간병인에 대한 결과가 매번 그렇게 부정적인 것은 아니며, 다른 연구에서는 더 긍정적이거나 적어도 중립적인 결과가 나왔다. 치매환자와 그 배우자/다른 가족 간병인을 위한 또 다른 집단기억중재(Moore, Kesslak, & Sandman, 1998; Moore, Sandman, McGrady, & Kesslak, 2001)에서는 매주 1회씩 총 5주간의 회기로 두 명이 서로 실용적인 기억력 과제를 수행하고 새롭고 즐거운 과제를 함께 수행하도록 했다(중대사건). 치매 참가자는 중대사건기법을 사용했을 때 훈련된 과제와 관련 회상이 기준에 비해 향상되었다. 표준화 측정에서는, 치매 참가자는 켄드릭 숫자 쓰기 과제 점수가 향상되었고, 중재 후 우울증이 호전된 것으로 평가되었다. 참여 후 스트레스가 증가하였다는 간병인은 없었고, 참가자의 기억기능은 유지되었다. Cahn-Weiner 등(2003)은 주당 1회의 총 6주간의 소집단 기억훈련 프로그램을 교육지원 프로그램과 비교했다. 치료 후, 기억훈련 집단 참가자는 신경심리검사나 간병인이 보고한 일상생활 및 기억기능 활동에서 유의하게 향상되지 않았다.

개인치료와 집단치료를 비교한 연구는 거의 없다. Koltai 등(1999)은 인지훈련 기술, 기억보조장치 도입, 대처 전략에 대한 집단 토의(각 회기의 마지막 10~15분은 가능하면 간병인이 참여) 등을 포함하여 '기억 및 대처' 프로그램을 개발했다. 이것은 개인(평균 6회기)과 집단(주당 1회, 1시간 회기, 총 5회) 형식으로 제공되어 두 가지를 비교할 수 있다. 표본 크기가 작았지만 중재 집단이 대조군에 비해 유의한 기능 향상은 없었다. 개인과 집단 훈련 간의 차이도 나타나지 않았다.

어떤 연구는 광범위한 프로그램에 속한 다른 형태의 심리사회적 중재와 인지훈련 방법을 결합시켰다. Brodaty와 Gresham(1989)은 주로 간병인을 위한 교육과 지원에 중점을 두어 간병인 프로그램과 결합된 형태나 '임시위탁'을 결합한 주거환경 기억훈련 프로그램을 제안했다. 간병인과 환자의 치료 효과는 간병인 집단과 함께 훈련을 제공했을 때 더 좋았다. 기억력 클리닉 환경을 연구하기 위해 다른 집단(Meier, Ermini-Fuenfschilling, & Zwick, 2000)은 조언과 상담, 사회 활동, 운동, 휴일, 간병인 지원 및 실질적인 도움 단체를 포함하는 '환경 치료'의 일환으로서 초기 치매환자를 대상으로 매주 1시간의 집단기억훈련 회기를 제공했다. 환자는 필요할 때까지 대개 18개월에서 3년 동안 집단 활동을 지속할 수 있었다. 한 연구에서 기억 훈련을 받은 환자는 기분과 언어유창성에는 상당한 효과를 보였지만 기억력은 효과가 없었고, 기억 훈련을 받지 않은 비교 집단은 오히려 기억력이 감소했다. 두 번째 연구에서, 간이정신상태검사 점수와 삶의 질 측정치는 기억 훈련을 받은 참가자들에게는 유지되었으나 대조군에서는 감소하였다. Arkin(2001)은 기억 훈련, 언어 활동, 운동 중재, 파트너와 함께 하는 자원봉사와 그 외 경도와 중등도 알츠하이머병 환자들을 위한 지역사회기반 노인재활 프로그램에 대해 서술했다. 재활군과 대조군 모두 정서적 안정을 보였고, 재활군은 다른 표준화된 인지평가나 체력 평가에서는 향상을 보이지 않았더라도, 간이정신상태검사와 일부분의 기억력, 언어기능 평가에서는 훨씬 더 우수한 점수를 받았다. Werner(2000)는 기억력에 심각한 문제가 있는 지역사회 노인들을 한 주에 2~3회, 한번에 4시간씩 모아 사회적 · 임상적 지원을 제공하는 기억력 모임효과에 대해 보고하였다. 회기에는 다른 활동과 함께 기억 훈련이 포함되어 있다. 연중 간이정신상태검사 점수가 전반적으로 감소하는 상태에서도 기억력은 유지되었으며 언어유창성이 크게 개선되었다. 그러나 비교 집단이 없었고 참가자는 여러 가지 이유로 기억 장애가 있었으며(치매 진단 61.3%) 간이정신상태검사 점수는 범위가 넓어(범위 0~29) 여기에서 어떤 특정한 결론을 내리기는 어려웠다. 한 연구에서는 입원으로 인한 심각한 장애를 줄이기 위해 인지훈련과 신체 재활과 함께 제공하였다(Günther, Fuchs, Schett, Meise, & Rhomberg, 1991). 뇌병변으로 기억 상실을 앓고 있었지만 신체 재활만 받던 여성이 9일 동안 매일 45분씩 인지훈련에 참여했다. 훈련군과 대조군의 결과를 비교하였다. 훈련군은 훈련 목표로 삼은 과제에서는 향상을 보였지만, 인지기능 표준평가에서는 사물 이름 대기만 대조군에 비해 유의한 수행능력 향상을 보였다. 훈련군은 인지장애나 신체적 문제의 호전은 없었지만, 사회적 행동, 무기력 및 정서적 장애가 호전되었다.

인지훈련이 초기 치매환자의 약리학적 치료 효과를 증진할 수 있다는 의견이 있다(Newhouse, Potter, & Levin, 1997). 직관적으로, 이 방법은 의미가 있어 보인다. 연구자들은 인지기능을 향상시킬 것 같은 약물과 개인 인지훈련을 병행했을 때 어떤 효과가 나오는지 관심을 갖기 시작했다. Heiss 등(1994)은 피리티놀이나 포스파티딜세린을 전산인지훈련중재에 추가했을 때 어떤 효과가 있는지 조사했다. 이러한 조건을 인지훈련만 시행한 집단과 사회적 지지 대조군과 비교하였다. 평가 측정항목 범위에서, 26주 시점의 인지평가에서는 집단 간 유의한 차이도 없었고 효과도 두드러지지 않았다. Brinkman 등(1982)은 경도 알츠하이머병 환자를 위한 레시틴(인지질 일종, 건강기능식품), 기억 훈련, 위약효과를 비교했다. 레시틴 치료는 인지기능에 유익한 효과를 내지는 못했지만 기억 훈련은 위약 치료에 비해 기억력을 상당히 개선시켰다. 앞서 논의한 최근 연구에서, 모든 참가자들은 아세틸콜린에스테라아제 억제제의 최적 용량을 투여 받고 있었다(Cahn-Weiner et al., 2003; Loewenstein et al., 2004). 이탈리아의 한 연구(De Vreese, Belloi, Iacono, Finelli, & Neri, 1998; De Vreese, Neri, Fioravanti, Belloi, & Zanetti, 2001)는 경도 알츠하이머병 진단을 받은 사람을 대상으로 아세틸콜린에스테라아제 억제제 단독 효과와 아세틸콜린에스테라아제 억제제 6개월 치료와 인지훈련 병행군(약물 처방 3개월 후부터 3개월 인지훈련), 무작위 인지훈련 6개월 위약군과 비교하였다. 중재 후, 약물과 인지훈련을 병행한 집단은 약물만 투약하거나 인지훈련만 시행한 집단보다 간이정신상태검사 점수와 일상생활활동 척도가 유의하게 호전되었다. 약물 투여 집단과 약물과 인지훈련을 병행한 집단 모두 인지검사 점수가 크게 향상되었으며, 두 집단 중에서도 약물과 인지훈련을 병행한 집단이 가장 크게 개선되었다. 여기에서 앞으로의 발전 가능성을 엿볼 수 있다.

효과

초기 연구 결과는 인지훈련이 효과가 없고, 치매환자나 가족 간병인에게 좌절감이나 우울증을 초래할 수 있다고 결론 내려졌지만(Zarit et al., 1982), 이 견해는 공통 치료지침에 반영되었다(G. W. Small et al., 1997). 아직 해석에 많은 주의를 필요로 하지만 수많은 후속 고찰에서 다소 긍정적인 해석이 나오기도 하였다(Gatz et al.,

1998). 앞에서 지적했듯이 다양한 연구에서 인지기능의 일반적인 척도보다는 훈련에서 목표로 하는 특정 과제에 대해서 유의한 영향을 주었다. 그러나 인지훈련 무작위 대조군 연구(RCT)에 대한 코크란 체계적 문헌고찰에서는 임상 효과에 대한 증거를 발견하지 못했다(Clare et al., 2003; Clare & Woods, 2006).

인지훈련 연구들은 많은 방법론적 제한이 있고, 그중 상당수가 코크란 체계적 문헌고찰에 포함되지 않았지만 이 분야에서는 활용되고 있다. 신경심리검사를 결과 측정에 사용하는 것은 여러 가지로 문제가 된다. 첫째, 신경심리검사로 나타나는 개선된 성과는 훈련과제를 통한 학습이 다른 관련 과제로 전이되어야 할 필요가 있으며, 중재를 통해 학습 전이를 촉진하려 시도하지 않으면 필연적으로 신경심리검사 결과 호전을 예상할 수 없다. 예를 들어, Davis 등(2001)은 훈련 중 목표과제 수행이 개선되었다고 지적하였지만 이것은 결과척도에서는 확인되지 않았다. 비교적 짧은 간격으로 반복적으로 결과를 평가하는 회기에서는 효과 평가 지표로 표준화된 신경심리검사를 사용했을 때, 일반적인 학습효과 때문에 정확한 치료 효과를 평가하기 어려워진다. 또한 인지훈련을 위약이 아닌 다른 활동 치료와 비교하는 경우, 이것은 잠재적으로 유익한 효과를 가릴 수 있다(Quayhagen et al., 2000). 참가자의 인지 자원을 활성화하거나 자극하지 않으면서 타당성을 갖는 '위약' 조건을 설계하기는 어렵기 때문에 비교 조건에 가장 적합한 형식이 무엇인지 명확하게 알 수 없다(Quayhagen et al., 1995). 또한 적은 숫자로 인한 통계적 한계 문제, 여러 분석을 한 경우 관찰된 유의한 영향을 통계적으로 설명할 수 있는 가능성, 일부 분석에서 다양한 결과 측정의 범위에서 집계된 데이터를 사용하는 것, 부작용 빈도, 강도 및 지속 기간, 일상적 상황에 대한 일반화 시도 부재, 참여자 집단 간 이질성의 영향도 무시할 수 없다(Koltai et al., 2001). 또한 중재로 달성한 효과가 유지되는지 평가하기 위한 장기 추적 관찰 관련 문헌이 거의 없다는 점에 유의하여야 한다. 이러한 방법론적 한계에 더하여 심리사회 중재 무작위 대조군 연구를 수행하는 것도 어렵다. 예를 들어, 참가자가 어떤 상태에 있는지 모르게 하는 것은 불가능하며, 참가자가 추적 관찰 중 자신의 중재 경험을 기술할 수 있기 때문에 평가 수행 연구자를 눈가림하는 것도 어렵다. 논란의 여지가 있지만 약물 및 관련 중재 검사에 적합한 방법은 심리적/재활 접근법의 효과를 평가하는 데에는 이상적인 방법이 아니며, 다양한 범위에서 증거를 찾아낼 수 있는 방법을 고려해야 한다.

유의한 효과를 입증하지 못하는 것이 단순히 방법론적 한계 때문인 것 같지는 않으며, 인지훈련이 표준화된 장애 측정성과를 크게 향상시키지 않는다는 것이 놀라운 일은 아니다. 그러나 대상과제의 특정 훈련으로 입증하는 것은 가능하다. 즉, 장애 수준에서 효과가 있을 수 있다. 이 경우, 적절한 지원이 된다는 조건에서 일상생활기능이라는 맥락에서는 어느 정도 일반화 가능성이 있다. 그러나 안타깝게도 대부분의 경우 인지훈련에 사용되는 과제가 일상생활과 큰 관련성을 갖는 것처럼 보이지는 않는다. 일부 연구에서는 일상생활기술을 중점적으로 다루었지만 실험환경에서는 속도와 완성도를 강조하는 경우가 종종 있다. 인지훈련 범위 내에서 실무과제와의 유사성을 포함시키거나 개인 정보를 실습 자료로 활용하는 것이 환영받는 추세인 듯하다(Loewenstein et al., 2004). 그러나 일반적으로 어떤 과제는 어느 정도 개인 맞춤화 할 수 있지만 인지훈련은 각 개인의 요구에 맞춰 조정하거나, 감정적인 반응이나 사회적 문제에 주의를 기울이기 어려운 경향이 있다. 인지훈련 중재의 표준화된 특성이 치매환자의 동기를 꺾을 수 있고, 일부는 자신의 결함이 밝혀지는 것이 두려워 참여를 꺼릴 수도 있다. 표준화된 전달 형식이 개별 환경에 맞지 않을 수도 있다. 예를 들어, 저자의 연구(Scott & Clare, 2003)에서는 초기 치매환자 중 상당 비율이 기억 문제에 초점을 맞춘 집단 참여를 꺼리고 있지만 개인 회기를 선호한다는 것을 발견했다. 마찬가지로, 우리는 컴퓨터 사용에 익숙해지도록 유도할 수 있지만(Freeman, Clare, Savitch, Royan, Litherland, & Lindsay, 2005), 누구에게나 컴퓨터 사용이 흥미로운 것은 아니다. 이러한 한계는 행복과 삶의 질을 향상시키기 위해서는 일상적이면서도 개인적으로 가지고 있는 어려움을 모두 직접적으로 해결할 수 있는 개별화된 재활 중재가 필요하다는 것을 일깨워 준다.

인지재활

사람 중심 치매모델은 치매환자와 이들을 돌보는 사람들의 가치를 존중하고, 사람들을 하나의 개인으로서 대우하고, 치매환자의 관점에서 세상을 바라보고, 치매환자가 상대적으로 행복한 경험을 할 수 있도록 사회적 여건을 조성하는 것을 강조한다(Kitwood, 1997). 이는 사회 전체가 치매환자를 존중하고, 특히 보살핌과 지원을 제공함으로써 대응 방식을 개선하는 데 초점을 맞출 필요가 있다는 것을 강력히 시사한다. 앞서 언급한 바와 같이, 진정한 이해와 치료 개선이 이루어진다면 집단치료는 필요하지 않을 수 있다. 중등도와 중증 치매환자라 할지라도 본인이 흥미 있는 활동과 접촉할 수 있는 기회가 있는 환경에 살고 있으면, 집단자극요법이나 실제로 문헌에 나와 있는 그 많은 의사 치료(pseudo-therapy; 예를 들면, '동물매개 치료'와 같은)가 거의 필요하지 않을 수도 있다. 초기 치매환자는 치매에 대한 이해를 높이고 자아존중감과 가치를 느끼도록 권유하는 인터넷기반 자조네트워크에 적극적으로 참여하는 것이 단순 컴퓨터기반의 인지과제훈련 참여보다 더 효과적이다(Clare et al., 출판 중). 그러나 이러한 조건들이 달성되었다고 해도 치매를 안고 생활하면서 생기는 어려움을 해결하는 데 여전히 도움이 필요하다. 이러한 문제를 해결하기 위해 사람 중심의 철학에서는 치매환자의 관점과 개인적, 사회적 및 환경적 맥락을 고려한 보다 개별화된 접근 방식이 필요하다고 한다. 즉, 행복 증진이라는 관점에서 일상생활과 직접 관련 있고 개인에게 의미 있는 부분을 선택하는 것이다. 신경심리 프로필뿐만 아니라 정신적 · 논리적 · 사회적 요인을 신중히 평가하여 각 개인에게 맞는 적절한 중재를 목표로 해야 한다.

　다양한 원리와 인지훈련에 기반한 신경심리중재의 한 예가 자기유지치료이다(Selbsterhaltungstherapie; Romero, 2004; Romero & Eder, 1992; Romero & Wenz, 2001). 체계적이며 사회적인 인지신경심리학 이론에 기초한 이 접근법은 보호자가 있는 치매환자를 위해 행복을 극대화하고 기능 지원을 하도록 자아와 사회망을 안정화시키는 것이 목표이다. 여기에는 네 가지 요소가 통합되어 있다. 즉, 자기 관련 지식 교육, 정신치료적 지원, 일상활동 만족도의 장려, 간병에 대한 의사소통 장려 등이다. 자기 관련 지식은 프로그램의 특정 인지기반 요소의 중심이다. 치료사는 개인의 정체성과 자기 영속성을 지지하기 위해 개인의 어떤 자서전적 지식이 가장 핵심적인 요소인지 신경심리 측면에서 평가한다. 그런 다음 CD-ROM이나 기록장과 같은 외부 메모리 저장 장치를 사용하여 기록한다. CD-ROM이나 기록장은 체계적인 회상 연습의 형태이며 자기 관련 지식 중 선택된 구성요소를 검토하기 위한 기초 자료로 사용한다. 가족 구성원은 치매환자와 함께 이 과정을 함께 검토한다. 자기 관련 지식을 이해함으로써 현재 능력에 맞는 활동을 파악하거나 기존 활동에 적응하여 중요한 활동을 계속할 수 있도록 하는 데에 도움이 된다. 코호트 연구 결과를 보면, 이러한 원칙에 근거한 단기주거치료 프로그램에 참여한 후, 치매환자와 간병인 모두가 우울증이 감소한 것으로 나타났다(Romero & Wenz, 2001). Cohen-Mansfield와 동료진은 연구 설계를 할 때 이 원칙을 염두에 두었던 것 같지는 않으나, 결과적으로 앞서 언급한 개인별 활동 연구와 명확한 유사점을 보였다(Cohen-Mansfield et al., 2006).

지난 10년 동안 저자는 뇌 손상을 입은 사람들을 대상으로 한 신경심리 또는 인지재활 개념과 실무를 통합하여 초기 치매환자들을 위한 인지재활 모델을 개발했다(B. A. Wilson, 2002). 뇌 손상 재활에서 신경심리학 · 인지심리학 · 행동심리학 지식과 개인의 정황과 감정 반응, 주변 사회망과 결합되어 재활체계(rehabilitation framework)가 수립되어야 한다(Prigatano, 1999b). 그 사람이 적응하고 대처하는 방식과 감정 반응에 주의를 기울이고, 가능하다면 가족이나 다른 간병인도 참여한다. 중재는 일반적으로 집단 형식이 아닌 개인을 대상으로 하여, 가능한 한 일상생활과의 관련성을 높이기 위해 개인의 집이나 일상 환경에서 진행한다. 이런 접근법에서는 중재가 근본적인 장애를 줄이는 것이기보다는 참여(또는 장애에 대응)를 높이는 것을 목표로 하며, 이것으로 중재와 결과 평가에서 중점을 맞출 부분이 결정된다(Wade, 2005).

인지중심중재에 대해 논하면서 용어 문제는 이미 언급했으며, '인지재활'이라는 용어와 그 의미를 다시 한 번 생각해 볼 가치가 있다. 앞서 언급했듯이 신경심리학에만 국한되지 않고 여러 분야에서 이 접근법을 다루고 있기 때문에 '신경심리'보다는 '인지'라고 기술한다. 인지재활은 신경심리 프로필만 이해하고 말 것이 아니라, 정상인지기능모델과 부상이나 질병, 학습과 행동 변화, 질병이나 부상에 대한 정서적 반응, 장애의 영향에 의해 이들이 어떻게 교란되는지도 고려해야 한다. 개인과 가족, 사회 체계에서 '인지재활'이라는 용어는 오직 인지에만 초점이 맞춰져 있지는 않다. Sohlberg와 Mateer(2001)는 "인지 결손이 있는 사람들의 재활"이라는 용어를 사용하는 것이 더 정확한 용어일 것이라고 하였다.

개별화된 인지재활중재는 치매환자와 그의 가족 구성원이나 간병인을 포함한 지원자들이 가장 관련이 있다고 생각하는 문제를 직접적으로 해결하는 것이 목표이다. 중재는 확인된 개인적 목표와 필요, 현재의 신경심리 프로필에 기초하여 개인 목표를 구체적으로 정한다. 어떠한 상황에서 일어난 변화를 다른 상황에서도 일반화할 수 있으리라는 암묵적인 가정이 성립하지 않기 때문에, 실제 상황에서의 수행을 목표로 삼는다. 신경심리검사를 성과지표 (outcome measures)로 사용할 경우에는, 개선을 일반화하여 입증하기 위한 수단이 아니라, 장애로 인한 변화의 영향을 기록하여, 중재에서 목표로 하는 특정 영역에서 관찰되는 변화를 평가하는 수단으로 사용한다.

인지기능 변화가 일상생활과 행복에 직접 영향을 주는 것을 목표로 하여 다각적으로 고려된 중재 목표를 정한다. 이러한 목표를 달성하고 성과를 증진하기 위한 구체적인 중재법을 설계하기 위해 다양한 모델, 방법, 기법을 사용한다. 중재는 기능회복, 보상 전략 이행, 환경개조를 목적으로 한 접근법을 혼합한 방법과, 장애에 대한 감정적인 반응에 대한 통합 접근법이 있다(Mateer, 2005). 제1장에서 언급했듯이 필요에 따라서 중점을 두는 부분과 장애의 우선순위가 달라지고 말기환자 완화치료법으로 서서히 바뀌어 가겠지만, 이 재활 방법은 치매의 어느 단계에나 적용할 수 있다. 초기, 경도, 중등도일 때 목표는 실질적인 어려움 극복, 활동 참여 증가, 적응력 향상 및 대처 능력 향상, 심각한 장애회복, 우울증 및 불안 퇴치, 자아정체성의 핵심 요소에 대한 지지와 가장 관련성이 크다.

결론

치매환자를 위한 인지중심중재에 대한 현재의 증거를 검토한 결과, 치매환자들은 학습과 행동 변화 능력이 있더라도,

실제로 능력을 발휘하기는 어렵다는 것을 다시 확인할 수 있다. 그러므로 임상적으로 중요 변화를 일으키는 것에 중점을 두면서 개인에게 적절하고 실질적으로 유용한 중재 활동을 펼치는 것이 중요하다. 표준 결과 측정에서 유의한 효과가 없는 경우, 회기 내 이익이나 특정 훈련과제에 대한 효과를 파악하는 방법도 가능하다. 어떻게든 효과를 얻을 수 있는 방법을 찾아야 한다. 일상생활에서도 효과적이라고 일반화할 수 없으므로, 훈련에서 얻은 효과를 일상생활로 전이시킬 수 있는 방법을 찾아야 한다. 일반화가 어렵다면, 행동을 적용해야 하는 장소(자택)에서 과제를 하고, 이미 일상생활의 일부가 된 과제, 문제 행동을 해결하는 방법이 있다. 이럴 경우에는, 그 사람이 사용하는 대처 전략을 확인하여 구축할 수 있는 유연한 접근법을 취하며 가장 유익한 방법을 채택하는 것이 도움이 될 것이다. 이러한 관찰 결과가 인지재활의 발전으로 이어진다.

　다음 장인 제7장부터, 이 접근법을 적용하여 인지재활 평가에 대해 상세히 논의한다. 그다음 장에서는 치매환자를 위한 재활중재설계에 사용할 수 있는 구체적인 기억력 재활 방법과 기술을 탐색하고 임상적 인지재활 관행에 대해 기술한다.

인지재활을
위한 평가

철저한 평가는 중재 과정의 필수 요소로서 효과적인 인지재활치료의 시
작이며, 치료과정 내에서도 계속된다. 이 장에서는 치매환자의 진단 평가
를 간략히 검토한 후 인지재활을 위한 평가에 대하여 설명한다.

앞 장에서 인지재활 접근법을 위해 치매환자의 주관적 경험과
능력을 이해하는 것의 중요성을 강조했다. 진단 평가를 통해 유용
한 정보를 얻을 수 있다. 그러나 인지재활 접근법이 고려되는 시점
에서 환자의 정보가 너무 오래 되었거나, 제한적이거나, 이용할 수
없는 경우 추가 정보가 필요할 수 있다. 이 장에서는 치매의 진단
평가 과정을 개략적으로 살펴본 후, 인지재활 평가를 고려하고, 중
재를 계획하기 위해 필요한 정보는 무엇이며, 이러한 정보는 어떻
게 사용되는지 논의한다.

진단 평가

진단 평가의 목표는, 첫째, 치매가 있는지 여부, 혹은 기억력 장애가 '정상적인' 노화나 우울증, 또는 다른 요인으로 인한 것인지를 판단하는 것이며, 둘째, 치매가 있는 경우 어떤 유형의 치매에 이환되었는지 평가하는 것이다. 평가를 받는 당사자, 즉 환자가 직접 평가를 요구하기도 하지만 많은 경우 가족 혹은 의료전문가에 의해 의뢰되며, 환자가 젊을 경우 직업 환경에서 겪는 어려움을 확인하기 위해 의뢰되기도 한다. 간이정신상태검사(Mini Mental State Examination: MMSE; Folstein et al., 1975)와 같은 선별검사 후에 의뢰되는 경우도 있다. 노인과 치매환자를 위한 신경심리 평가 방법의 개요는 Clare(2008)의 연구에서 찾을 수 있으며, 치매와 관련된 신경심리 평가와 관련된 내용은 Clare(2002a)의 논문에서 자세히 논의되었다. 보다 구체적인 신경심리 평가 도구들과 연령별 표준치에 대한 정보는 Spreen과 Strauss(1998) 그리고 Lezak(1995)의 연구를 참고한다.

치매 진단을 위해서는 여러 전문분야적 접근이 필요하다. 평가 결과를 제대로 이해하기 위해서는 환자의 현재 상황과 과거 경험 그리고 교육수준과 직업을 파악하는 것이 중요하다. 심장 질환, 감염, 비타민 결핍과 같은 신체적 원인으로 인한 인지 손상을 배제하기 위해 적절한 의학적 평가가 필요하다. 가족력, 과거 병력, 위험요인, 신경학적·정신적 증상을 확인하기 위한 평가도 중요하다. 뇌영상 검사를 통해 국소 뇌 손상이나 혈관 변화에 관한 중요한 정보를 알 수 있다. 신경심리 평가를 통해 진단 기준(알츠하이머병의 경우, 인지기능의 두 영역에서 유의한 장애)에 필요한 인지기능 결과들을 알 수 있다. 기분이나 정서적 행복과 함께 행동 변화도 고려되어야 한다. 기능적 평가를 통해 인지 변화가 일상생활에 미치는 영향과 일상활동 수행에 어떤 도움이 필요한지 알 수 있다. 가족 혹은 보호자 등의 정보 제공자와 별도로 면담을 시행함으로써 환자의 인지기능 변화와 그 영향에 대한 추가 정보, 가족들이 겪는 스트레스와 그 정도를 알 수 있다.

포괄적인 신경심리 평가에는 전반적 인지기능[현재 및 추정 지능(IQ)], 장기기억(일화기억, 의미기억, 자서전적기억), 작업기억, 주의력, 수행기능, 언어(표현 및 이해)와 지각이 포함되며, 이는 개인의 나이와 수행 능력을 고려하여 적합한 검사 종류를 세트로 수행하여 결과가 도출되고, 거동, 청력, 시력 장애 여부가 함께 고려된다. 이를 통해 환자의 강점과 제한점을 포괄한 결과를 얻을 수 있고, 인지기능의 손상 여부와 손상된 기능을 파악할 수 있다. 포괄적인 신경심리 평가 결과와 다른 영역의 평가 결과를 종합하면 진단에 유용한 정보를 얻게 된다. 한 예로, 치료자는 환자에게 장기기억과 수행기능 모두 유의한 장애가 관찰될 경우 알츠하이머병, 혈관성 치매, 알츠하이머병과 혈관성 혼합형 치매, 또는 레비소체치매를 의심할 수 있고, 보다 정확한 진단을 위해 발병 시점 및 경과, 뇌영상 결과를 종합적으로 고려해야 한다. 혈관성 치매는 질병이 점진적으로 진행되기보다는 단계적으로 진행되며, 뇌영상 검사에서 혈관 손상의 증거가 관찰된다. 레비소체치매에서는 인지기능의 변동과 환시가 흔하게 나타난다. 알츠하이머병은 점진적으로 발병 및 진행하고, 앞서 언급한 레비소체치매의 특징은 드물며, 뇌영상 검사를 통한 확진은 가능하지 않으므로 진단은 다른 가능한 원인을 배제한 후에야 이루어진다. 이와는 대조적으로, 신경심리평가에서 인지기능은 비교적 보존되어 있으나 현저한 행동 변화를 보인다면 전두측두엽치매의 초기일 가능성이 있으며, 다른 영역의 기능은 양호하나 의미기억 기능만 심각한 손상이 관찰될 경우 의미치매 초기를 의심할 수 있다. 진단은 그 자체가 목적일 뿐만 아니라, 인지장애가 있는 환자로 하여금 중재를 받게 하거나 다른 지원에 대한 정보를 얻게 하는 수단이 되기도 한다. 이와 같은 맥락에서 환자의 신경심리 평가 결과는 중재와 지원이 어떤 방향으로 이루어져야 하는지 적합한 길을 제시하는 데 도움을 줄 수 있다.

인지재활을 위한 평가

모든 인지재활치료는 철저한 평가에서 시작한다. 어떤 경우에는 필요한 정보의 상당 부분이 진단 평가 과정을 통해 얻어질 수 있으며 이는 적합한 치료 전략에 대한 고려로 이어지게 된다. 진단 평가를 통해 유용한 정보를 얻을 수 있으나, 진단 자체가 인지재활의 필수 전제 조건은 아니라는 점을 유의해야 한다. 더 중요한 것은 심리 및 사회적 요인과 관련된 환자의 인지적 문제를 이해하는 것이다. 마찬가지로, 치매환자가 자신의 진단명을 알고 있거나 진단을 명백히 인지할 필요는 없다. 진단을 내리는 방법은 다양하며(Bamford et al., 2004), 진단 후 그것을 인정하고 받아들이려는 의지나 능력은 개인차가 있다. 그러나 환자가 자신의 어려움을 인정하는 것은 중요하다. 환자들은 각기 다른 방식으로 대처하는데, 만일 환자가 자신에게 기능적인 변화가 없고 아무런 문제가 없다는 자기유지 방식을 취한다면 이러한 환자에게 인지재활은 적절한 접근 방식이 아닐 것이다. 이런 상황에서 치료자는 가족 구성원들에게 조언과 지원을 제공하고, 치매환자와의 지속적인 접촉을 통해 좋은 관계를 구축하여, 환자가 대처 전략을 변경하여 도움을 원할 때 인지재활을 제공하는 것이 더 바람직하다.

신중하면서도 포괄적인 평가를 통해 각 환자에게 맞는 접근 방식이 결정된다. 신경심리 평가와 기능적인 평가를 통해 환자의 현재 인지 능력을 파악할 수 있고, 인지중재로 무엇을 할 수 있는지, 어떠한 부분이 호전될 수 있는지 찾을 수 있다. 이 부분은 현실적인 목표를 설정하는 데 매우 중요하다. 현재 대처 전략 평가를 통해 환자가 선호하는 반응과 대처 방식을 이해할 수 있게 되므로, 환자에게 가장 잘 맞는 중재 방법을 찾을 수 있다. 변화에 대한 동기와 인식 평가를 통해 중재에 대한 환자의 수용도 및 성공 가능성을 평가할 수 있고, 치료자가 환자와 관계를 맺고 의사소통하는 방식을 결정할 수 있다. 자신의 상태에 대한 인식이 낮고, 자신에게 불편함이 없다고 주장하는 환자의 경우, 치료자가 신뢰를 얻기 위해 더 많은 시간을 투자한다면 그들과 함께 작업하는 것이 가능해질 수 있으며 궁극적으로 환자가 원하는 치료 목표를 함께 설정할 수 있다. 그렇게 하지 못할 경우, 환자에게 직접적인 재활 중재를 제공하는 것보다 가족 혹은 간병인을 지원하는 것이 더 효과적일 수도 있다. 기분평가를 통해 실제 재활 전략을 수행하기 전에 주의가 필요한 심한 우울증이나 불안을 확인할 수 있다. 간병인이 있는 경우, 간병인의 행복, 요구, 고민을 평가함으로써 적절한 치료 목표를 설정하는 데 도움을 받을 수 있으며, 중재를 수행하기 위한 계획을 세울 때 간병인을 어느 정도 참여시키는 것이 적절한지 알 수 있다. 끝으로, 앞 장에서 환자마다 효과적인 학습 전략이 다르다는 것을 언급하였듯이, 일화기억의 유지가 재활의 초점일 경우 새로운 학습을 촉진시킬 수 있는 방법이 무엇인지가 평가되어야 한다. 평가는 중재를 진행하는 과정 속에서 계속될 것이며, 평가 결과에 따라 중재 계획을 조정할 필요가 있다. 다음에서는 인지 재활에 필요한 평가 요소들을 보다 자세하게 논의한다.

신경심리적 특성 평가

평가의 한 가지 중요한 목표는 환자의 신경심리적 특성 및 상태를 이해하는 것이다. 이를 통해 우리는 환자의 기술과 남아 있는 기능 그리고 어려움이 있는 영역을 명확히 이해할 수 있다. 이와 같은 정보를 통해 적절한 중재 방법을 설계하고 구체적인 중재 방향을 도출해 낼 수 있다. 제1장에서 제시했듯이, 치매의 초기 단계에서 신경심리적 특성 및 상태를 정립할 때 다음과 같은 인지기능 영역을 고려할 수 있다(Clare, 2002a).

- **전반적 인지기능**: 현재 지능(IQ)은 웩슬러단축형지능검사 (Wechsler Abbreviated Scale of Intelligence: WASI; Wechsler, 1999a), 웩슬러성인지능검사(Wechsler Adult Intelligence

Scale: WAIS-III; Wechsler, 1999b), 레이븐의 진행형 매트릭스 (Ravens Progressive Matrices; Raven, 1976, 1995)로 평가할 수 있다. 환자의 추정 최적 인지기능 수준은 국가 성인 읽기 검사(National Adult Reading Test: NART; Nelson, 1982; Nelson & Willison, 1991)나 스팟더워드 검사(Spot-the-Word Test; Baddeley, Emslie, & Nimmo-Smith, 1992)로 평가할 수 있다.

• 장기기억—일화기억, 의미기억, 자서전적기억, 미래기억: 기억 기능(학습, 망각), 양식(시각적, 언어적, 감각적), 영향을 받은 기간 (최근, 먼), 문제가 시작된 시점과의 관계(선행성, 후행성), 검사 방법(회상 대 재인, 즉각 대 지연)을 고려하는 것이 유용하다. 일화기억은 웩슬러 기억력 검사(Wechsler Memory Scale: WMS-III; Wechsler, 1999c)의 하위 검사를 이용하거나 재인기억검사(Recognition Memory Test; Warringon, 1984), 캠던 기억검사(Camden Memory Tests; Warrington, 1996), 문—사람 검사(Doors and People Test; Baddeley, Emslie, & Nimmo-Smith, 1994)를 통해 측정한다. 새로운 일화 학습은 웩슬러 기억력 검사의 쌍연상학습(WMS-III Paired Associate Learning), 문—사람 검사, 캘리포니아 언어학습검사(California Verbal Learning Test: CVLT-II; Delis, Kaplan, Cramer, & Ober, 2000)로 평가할 수 있다. 의미기억은 피라미드와 야자나무 검사(Pyramids and Palm Trees Test; Howard & Patterson, 1992)와 시각적 물체와 공간지각종합검사(Visual Object and Space Perception Battery; Warrington & James, 1991)의 하위 검사로 평가할 수 있다. 자서전적기억은 자서전적기억 면담(Autobiographical Memory

Interview; Kopelman et al., 1990)으로 평가할 수 있다. 마지막으로 전향적 기억을 포함한 일상기억은 리버메드 행동기억검사(Rivermead Behavioural Memory Test: RBMT-II; Wilson, Cockburn, & Baddeley, 2003)로 평가할 수 있다.

- 작업기억은 웩슬러기억력검사 내 하위 검사 항목 중 숫자 따라 하기(digit span)와 시각 자극 따라 하기(visual span) 검사로 평가할 수 있다.

- 주의력은 일상생활주의집중검사(Test of Everyday Attention; Robertson, Ward, Ridgeway, & Nimmo-Smith, 1994)로 평가할 수 있다.

- 수행 기능(추상화, 계획, 조직화, 규칙전환, 문제 해결): 수행 기능은 수행불능증후군의 행동 평가(Behavioral Assessment of the Dysexecutive Syndrome; Wilson, Alderman, Burgess, Emslie, & Evans, 1996)의 하위 검사 혹은 델리스-카플란 수행기능시스템(Delis-Kaplan Executive Function System: D-KEFS; Delis et al., 2001), 또는 길만들기 검사(Trail-Making Test)와 통제단어연상검사(Controlled Oral Word Association Test) 등의 두 가지 검사(Spreen & Strauss, 1998)를 이용하여 평가한다.

- 지각-대상지각, 공간지각: 지각은 시각적 물체와 공간지각종합검사(Warrington & James, 1991)로 평가할 수 있다.

- 언어-표현과 수용: 이름 대기는 단계적 이름 대기 검사(Graded Naming Test; McKenna & Warringon, 1983)로 평가한다. 이해력은 토큰검사(Token Test; Spreen & Strauss, 1998)로 평가한다.

- 행위(Praxis)와 운동 능력: WAIS나 WASI 블록설계 같은 검사로

평가할 수 있다.

반복형 신경심리학적 종합 검사(Repeatable Battery for the Assessment of Neuropsychological Status; RBANS, Randolph, 1998)는 앞의 영역 중 일부분의 영역을 추출한 비교적 짧은 검사이며, 간단한 평가가 필요한 상황에서 유용하다. 중등도 및 중증의 치매 환자의 경우, 중증치매평가척도(Severe Impairment Battery; Saxton, Swihart, McGonigle-Gibson, Miller, & Boller, 1990)나 Cockburn과 Keene(2001)이 개괄하여 정리한 리버메드 행동기억검사(B. A. Wilson, Cockburn et al., 2003)로 보정 점수를 매긴다.

신경심리적 평가를 통해 인지재활치료 계획에 중요한 정보를 도출할 수 있어야 한다. 환자의 비교적 잘 보존된 혹은 우수한 인지 영역을 확인하는 것은 현실적인 치료 목표를 설정하고 적절한 치료 전략을 세우는 데 중요하다. 한 예로, 언어적 기억보다 시각적 기억 기능이 우수하다면 시각적인 자극, 단서, 전략을 고려할 수 있으며, 반대로 언어적 기억이 더 우수할 경우 언어를 기반으로 한 치료 계획을 세울 수 있다. 익숙한 사람이나 물건의 이름을 익히는 과정이 포함된 중재를 시작하기 전에, 얼굴이나 물건을 지각하고 구별하는 능력이 손상되지 않았는지 확인해야 한다. 주의력 검사 결과가 좋지 않은 경우, 실제로 남아 있는 기억 기능을 제대로 사용할 수 있도록 주의 집중 과제를 설계하는 것이 도움이 될 것이다. 환자가 현재 새로운 정보를 학습 가능한 정도는 보상 전략을 개발할 때와는 반대로 환자의 남아 있는 명시기억을 최대한 끌어올리기 위해 어느 정도까지 중재가 이루어져야 하는지에 영향을 주게 된다.

일상기능평가

일상기능평가는 신경심리적 특성과 일상활동 및 업무수행 능력의 연관성을 파악하는 데 유용하다. 기능평가 관련 내용은 Little 등(2008)의 연구 결과를 참고하는 것이 도움이 된다. 환자의 집에서 함께 시간을 보내고 환자를 관찰하는 것을 통해 중요 정보를 얻을 수 있으며 부족한 정보는 알렌 인지수준 판별검사(Allen Cognitive Level Screen; Allen, 2000)와 같은 표준화된 평가 도구로 보완할 수 있다. 일상기능평가를 통해 기억력 문제가 일상생활에 미치는 영향 혹은 이러한 문제를 해결하기 위해 환자가 사용하는 대처 전략을 이해하게 되고, 이를 통해 잠재적 재활 목표뿐만 아니라 중재가 성공하는 데 방해가 될 수 있는 장애요인을 규명하고, 나아가 치료를 통해 환자가 일상생활에 도움을 받을 것이라는 믿음을 얻게 된다.

환자의 정서적 행복과 자각하고 있는 삶의 질을 고려하는 것 역시 필요하다. 기분 및 정서는 노인우울척도(Geriatric Depression Scale; Yesavage et al., 1983)나 병원불안-우울척도(Hospital Anxiety and Depression Scale; Snaith & Zigmond, 1994)를 사용하여 평가할 수 있다. 우울하거나 불안한 환자들에게는 실질적인 행동 전략을 통해 기분 증상을 개선하는 데 초점을 두는 것이 중요하다. 삶의 질은 '알츠하이머병 환자의 삶의 질 검사'(QoL-AD; Logsdon, Gibbons, McCurry, & Teri, 1999)로 평가할 수 있다. 이를 통해 환자의 삶의 질이 어떤 측면에서 저하되었는지 파악하면, 재활 목적을 설정하고 적합한 추가적 지원을 선정하는 데 도움이 된다. 환자가 어떤 종류의 활동을 즐기는지 또는 싫어하는지를 이해하는 것은 재활치료의 목표를 세우는 데 도움이 된다.

대처 방식 평가

인지재활의 중요한 목표 중 하나는 환자의 자아의식과 정체성을 강화하고 자기 통제력을 향상시켜 개인의 자율권을 증강시키는 것이다. 치매 치료에서 사람 중심의 접근은 개인의 정체성과 자아를 중시한다. 따라서 인지재활은 개인의 대처 능력을 충분히 고려하여 지지하는 방향으로 이루어져야 하며, 그 시작점은 초기 치매환자들이 자신 주변에서 일어나고 있는 일들에 어떻게 적응하고 대처하는지를 이해하는 것이다. 제2장에서 논의한 바와 같이, 초기 치매환자의 대처 방식은 연속적인 선상에 있는 것으로 이해할 수 있다(Clare, 2003a). 한쪽 끝에는 과거를 그대로 지키고 과거의 자아의식을 고수하려는 '자기유지' 전략이 있다면, 다른 한쪽에는 일어나고 있는 변화에 대해 정면으로 대처하여 자아의식을 통합하려는 '자기적응' 전략이 있다. 환자들은 이 연속선상의 여러 지점에서 다양한 대처 전략을 사용하고 각기 다른 시간과 상황에서 각자 다른 전략을 사용할 수 있다. 그러나 대부분은 저마다 특정 유형의 방식을 선호하게 되므로 자기유지나 자기적응 전략 중 어느 한쪽으로 치우치게 될 것이다. 인지재활중재는 어느 한쪽 유형의 대처 방식을 지원하도록 설계할 수 있으며 개인이 선호하는 대처 체계와 일치하도록 하는 것이 이상적이다. 어떤 초기 치매, 특히 자기적응 전략을 채택한 환자들은 자조 활동에 이미 참여하고 있을 수도 있다. 이럴 경우 치료자는 관련 자료를 제공하거나 제안을 하여 이 과정을 촉진시킬 수 있다. 기억력 문제들과 이러한 문제들의 대처 방안에 대한 정보는 환자와 가족들에게 도움이 될 것이며, 그들만의 해결책을 찾을 수 있도록 해 준다(Clare & Wilson, 1997). 자기유지 대처 방식을 채택한 환자들은 문제 상황을 피하거나 보다 잘 대처할 수 있는 간단하고 현실적인 전략을 개발하고 실행하는 것을 선호할 것이다.

인식 평가

제3장에서 논의했듯이, 치매환자가 자신의 어려움을 어떻게 인식하고 있는지는 특히 중요하며, 중재 계획을 시작하기 전에 환자의 인식 방식을 이해할 필요가 있다. 기억력 문제와 그 영향을 인식하고 이를 표현할 수 있는 환자들은 치매의 초기 단계 인지재활 과정에서 더 나은 치료 효과를 보이는 것으로 나타났다(Clare et al., 2004). 환자의 인식을 평가할 수 있는 가장 좋은 방법은 면담 및 토론이나, 표준화된 방법을 사용하여 환자가 자신의 상태를 어떻게 이해하고 있고 자신의 기억력을 어떻게 평가하는지 파악하는 것이다(Clare et al., 2002b). 제한된 혹은 낮은 수준의 인식을 보이는 환자에게는 사회적 지원을 기반으로 하는 접근을 하면서 가족들에게 추가적인 지원을 하는 방식이 더 효과적일 수 있다. 필자는 다음 프랭크 씨와 마틴 씨를 예시로 들어 인지재활중재에 참여하였을 때의 이들의 반응을 비교 설명하고자 한다.

프랭크 씨는 기억력 장애가 점점 심해짐에도 불구하고, 최근에서야 목공 일에서 은퇴를 하였다. 그는 재활 중재에 매우 열의를 보였고 자신을 도와주고 포기하지 말아 달라고 몇 번이고 부탁했다. 이에 필자는 프랭크 씨와 그의 아내를 방문하여 프랭크 씨의 현 상황을 파악하고 둘에게 어떠한 도움을 줄 수 있는지 논의하였다. 프랭크 씨는 필자의 도움을 받고 싶은 마음은 있었으나, 반대로 자신은 예전부터 건망증이 있었으며 현재 기억력 저하가 문제가 되는 정도라고 생각하지는 않았다. 아내에게 의존하여 자신의 물건을 챙기거나 일들을 기억하는 것 또한 괜찮다고 생각했다. 게다가 약으로 문제를 해결할 수 없다면 달리 할 수 있는 건 없다고 생각했다. 그럼에도, 프랭크와 필자는 중요한 정보를 기억하거나 찾는 데 도움이 될 만한 몇 가지 기억 전략을 시험해 보았다. 프랭크 씨는 일기를 써 보았으며, 방문자들을 쉽게 기억할 수 있는 시각적 단서를 만들어 내기 위해 작은 아이콘을 그려 보기도 했다. 호출기를 사용해 보았지만 너무 거슬려 사용을 중지했다. 우리는 달력과 메모판을 소개해 보았지만 그는 그의 딸이 달력 위에 정보를 바꿔 버려서 이 역시 도움이 되지 않는다며 사용하지 않았다. 가장 큰 문제는 프랭크 씨 본인은 기억력 장애의 심각성과 장애가 가족들에게 미치는 부정적인 영향을 인식하지 못한다는 것이었다. 나아가 프랭크 씨의 아내 역시 프랭크 씨의 장애가 어느 정도인지 잘 인식하지 못하여 앞의 전략 모두 효과가 없었다. 결론적으로 프랭크 씨에게 가장 필요한 것은 직업과 사회적 교류인데 이의 이상적인 해결책은 목공 기술이 사용 가능한 봉사활동에 참여하여 이를 통해 자신이 생산적이고 유용하다는 느낌을 다시 받게 하는 것이었다.

마틴 씨는 알츠하이머병 진단을 받아들이려 하지 않았으며 오진이라고 주장했다. 그럼에도, 마틴 씨는 자신의 기억력 문제가 심각하다고 알고 있었으며, 특히 직업 활동을 지속할 수 있을지 염려했다. 이와 대조적으로, 마틴 씨의 아내는

—적어도 필자 앞에서는—남편의 기억력 문제를 인정할 준비가 되어 있지 않은 듯했다. 첫 만남에서 마틴 씨는 그동안 진단 과정에서 겪은 고통으로 인해 필자와 같은 전문가를 경계하는 모습을 보였으나, 재활 중재적 접근 방법은 시도하고 싶어 했다. 예전부터 언어 기억력이 좋지 못하여 이를 보완하기 위해 연상 전략을 사용했다고 말했다. 현재 마틴 씨는 스스로 언어 기억력이 시각 기억력보다 훨씬 더 손상되었다고 평가하였다. 이를 통해 필자는 기억력 향상 전략에 대한 확고한 기반을 세울 수 있었으며, 그 결과 재활 중재는 매우 효과적이었다. 또한 마틴 씨의 인지 변화로 인해 마틴 씨와 그의 아내에게 일어난 감정적, 실질적 영향을 파악할 수 있었고, 그 둘에게 민감하게 다가올 수 있는 미래 문제에 대하여 논의할 수 있었다.

앞의 두 사례에서 볼 수 있듯이 환자의 상태에 대한 간병인의 인식 또한 중요하다.

가족 간병인의 평가

가족 간병인이 재활 중재에 참여하고 있을 경우, 간병인이 환자의 현 상황을 어떻게 인지하고 있는지 파악하는 것 역시 중요하다. 간병인의 요구를 참고하여 현재 간병인이 느끼는 부담 정도도 평가해야 한다(Zarit & Edwards, 출판 중). 간병인이 환자의 상황을 어떻게 바라보는지를 파악하기 위해서는 면담만으로 충분할 수 있지만, 표준화된 평가가 필요할 경우 Vitaliano, Young과 Russo(1991)의 종설에 제시된 여러 평가 방법을 사용하는 것이 효과적이다. 간병인의 건강상태 및 행복, 그리고 상황에 대한 경험은 간병인을 중재에 어느 정도까지 참여시키는 것이 적합한지 결정하는 데 영향을 끼치게 된다. 어떤 이는 중재에 적극적으로 참여하기를 열망할 것이며, 다른 이는 전문가에 의한 재활치료가 자신이 간병 역할 및 책임에서 벗어날 수 있는 기회라고 간주할 수 있기 때문이다. 이는 기존 관계의 깊이 및 치매 발병으로 인한 관계의 변화와 관련이 있다. 이처럼 중재는 앞선 요소들과 시간에 따른 변화들을 고려하여 융통성 있게 상황에 맞춰 진행될 수 있다.

결론

인지재활을 위한 평가는 개인의 신경심리적 특성을 명확히 파악하고, 나아가 환자의 일상적인 기능, 대처 방식, 인식, 사회적 및 대인 관계, 그리고 가족 간병인의 요구 등을 고려하여 신경심리적 특성이 실제 중재 전략에 미칠 수 있는 영향을 이해하는 과정이다. 중재 과정 중에서도 환자에게 알맞고 효과적인 접근 방법을 적용하기 위해 추가적인 정보 혹은 이해가 필요할 수 있으므로, 중재의 시작이 항상 평가의 끝을 의미하는 것은 아니다. 때로는 여러 전략을 시도하거나 구성요소를 추가로 구축해야 할 수도 있다. 따라서 평가와 중재는 완전히 분리된 과정이 아니라는 점을 염두에 두고, 다음 장에서는 인지재활치료 적용에 대해 논의할 것이다.

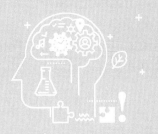

기억력 재활
방법론

이 장에서는 기억력 재활치료의 근간이 되는 다양한 방법론에 대해 검토
하고자 한다. 초기 치매환자의 학습과 재학습에는 시간차회상 및 기억 전
략법과 같은 특정 기억법과 함께 통제처리나 오차없는 학습의 원리가 동
원된다. 또한 이 장에서는 초기 치매환자가 기억보조도구의 사용 방법을
익히고 일상생활에서 실질적으로 활용하고 유지할 수 있는 방법에 대해
서도 논의하고자 한다.

　제6장에서는 초기 치매환자를 대상으로 한 인지재활 접근법의
개발에 대해서 살펴보았다. 이 접근법은 재활 체계 내에서 각 개인
의 배경과 주변 사회시스템을 고려하여 신경심리학, 인지심리학,
행동심리학, 정신치료의 이론적인 면과 실제 적용에 대한 면을 결
합하였다. 이 접근법에서 중재는 손상이 아닌 장애와 핸디캡을 대
상으로 하며, 이와 같은 관점은 초기 평가(제7장에서 논의되었듯이),
중재 및 성과 평가에도 적용된다.

　이와 같은 접근법을 치매환자의 기억력 장애로 인해 발생하는
일상적 문제의 재활에 적용할 경우 다음의 세 가지 범주 중 하나에

해당하게 된다.

- 잔존기억 기능의 극대화
- 일상활동의 수행 능력 향상 및 유지
- 기억에 대한 요구량을 감소시키기 위한 보상 방법 및 전략의 개발

이들 각 범주의 목표를 달성하기 위해서는 여러 가지 일반 원칙이나 특정 방법론에 근거한 중재법을 고안할 수 있다(Clare, 2003b). 이 장에서는 상술한 세 가지 범주 각각에 대해서 적용되는 원리와 방법론을 검토하고 실제 적용 사례를 살펴보고자 한다.

이에 앞서 재활에서 행동 변화를 일으키기 위해 사용되는 효과적인 중재법의 몇 가지 특징(예: Sohlberg & Mateer, 2001)을 다음과 같이 요약할 수 있다.

- 목적과 목표는 현실적으로 실현 가능해야 하며, 작업을 세분화하여, 관리 가능한 단계로 구성해야 한다.
- 일상생활과 관련이 있으면서 개인에게 중요한 목적과 목표를 설정해야 한다. 가령, 신규 학습 및 재학습은 단어 목록 학습과 같은 추상적인 작업보다는 본인에게 실질적으로 필요한 주제에 초점을 맞추어야 한다.
- 실용적인 면을 고려하여 적절한 환경적 단서가 기억을 뒷받침할 수 있도록 하고, 모든 상황에 적용 가능하도록 명백하고 간단한 방식으로 중재를 한다.

- 새로운 학습이나 행동 변화를 다른 유사한 과제나 상황에 적용하거나 일반화해야 하는 경우에는 사전에 달성 방법을 고려해야 하며, 이러한 과정들이 중재에 통합되어야 한다.

잔존 일화기억 기능의 촉진

때로는 잔존 일화기억 기능을 강화하여 새로운 정보의 학습과 중요 정보, 연상 내용의 재학습을 촉진할 수 있다. 이전의 실험 및 임상 연구들은 원리와 구체적인 전략의 측면에서 이와 같은 학습을 돕는 데 유용한 지침들을 제공하고 있다.

지도처리 원칙

치매환자의 학습을 촉진하기 위한 지도처리 원칙에는 이중인지지원(Bäckman, 1992), 통제처리(Bird & Luszcz, 1993), 오차없는 학습(Clare, Wilson, Breen, & Hodges, 1999), 다중 부호화, 피험자—수행 과제(Karlsson, Bäckman, Herlitz, Nilsson, Winblad, & Osterlind, 1989)가 있다.

이중인지지원

새로운 학습을 촉진하기 위해 다양한 방법을 사용했던 초기 연구에서는 이중인지지원이 유의한 효과가 없거나 부정적인 결과를 보였다(예: Yesavage, 1982; Zarit et al., 1982). 알츠하이머병 환자가 정보를 배우고 유지할 수 있는 잠재력을 가지고 있다는 점에서, 많은 초기 실험 연구에서 기억력이 촉진되지 못한 이유에 대해서 의문이 제기되고 있다. 또한 이와 같은 의문은 잔존 명시 기억을 촉진함으로써 수행 능력을 향상시키려는 시도로 이어지고 있다. 알츠하이머병은 일화기억뿐만 아니라 기억력에 도움이 되는 인지 자원 활용 능력에도 영향을 미친다(Bäckman, Josephsson, Herlitz, Stigsdotter, & Viitanen, 1991). 알츠하이머병 환자는 건강한 노인과는 달리, 기억의 부호화와 인출을 위해 단서를 활용하는 능력이 손상되어 있다. 알츠하이머병 환자를 대상으로 기억 훈련을 시행한 뒤 유의한 호전이 나타나지 않았던 연구들을 살펴보면 대체로 연구 대상자에게 물건 형상화나 조직화와 같은 내부 기억 전략을 사용하도록 요구하였다. 하지만 이와 같은 전략들은 그 자체로 상당한 인지적 노력이 필요한 과정이기 때문에 알츠하이머병 환자가 사용하기에 어려움이 있고, 치매가 진행됨에 따라서 그 어려움이 가중된다. 따라서 채택된 기억 전략이 기억의 부호화 및 인출에 관여하는 과정('이중인지지원')과 기억의 부호화 및 인출에 사용되는 단서들의 적합성이 확인되어야 한다(Herlitz & Viitanen, 1991). 수행 능력을 향상시키기 위해 기억해야 될 내용들을 조직하고, 범주화 단서를 분석한 연구 결과에 따르면 알츠하이머병 환자는 건강한 노인과 비교하여 기억력 증진을 위해 더 많은 인지적 자원을 동원해야 하고, 그 정도는 알츠하이머병의 중증도가 심화될수록 늘어난다(Bäckman, 1992, 1996). 즉, 알츠하이머병 환자는 건강한 노인과 비교하여 기억의 부호화를 위해 더 많은 지도와 학습이 필요하고, 기억 인출을 위한 부가적인 안내와 단서를 제공하는 것이 필요하며, 치매의 중증도가 심화됨에 따라 필요한 도움의 양도 증가하게 된다. 따라서 중재는 기억의 인출 단계를 활성화하기 위해 기억의 부호화 과정이 성공적으로 이루어지는 데 초점을 두어야 한다.

학습 중 오차감소법

'오차없는 학습'이라는 용어는 동물을 대상으로 한 학습 관련 문헌에서 다양한 교육 기술을 수립한 Terrace(1963)가 비둘기에게 식별 능력을 학습시킬 때 오차없는 자극 소실법이 시행착오보다 더 효과적이라는 것을 주장하기 위해 처음으로 사용하였다. Terrace가 수립한 교육 기술 중 일부는 아동 발달 분야에서 인간에게도 적용되었다. 또한 오차없는 학습의 개념은 학습장애 아동에게 식별 능력을 교육하기 위한 방법을 개발하는 과정에서 사용되기도 하였다(Sidman & Stoddard, 1967). 이후에 오차없는 학습 연구는 동물을 대상으로 한 실험에서 사용되었던 방법론보다 조작적 조건화 학습 이론(Skinner, 1968)에 가까운 방법론을 사용하여 뇌 손상 재활 분야(Glisky, Schacter, & Tulving, 1986)에서 주로 이루어졌다.

뇌 손상이 있는 환자들에게 정보나 기술을 가르치기 위한 학습 과정에서 오차를 최소화한다는 원칙을 적용한 연구(Baddeley & Wilson, 1994)에 따르면, 이 접근법은 시행착오를 통한 학습 방법보다 특정 영역에서의 지식 획득에 보다 우수한 결과를 보인다고 하였다. 이런 맥락에서 오차없는 학습은 특정 기술보다는 하나의 원리로 보는 것이 타당하다. 오차없는 학습을 위한 특정 기술들에는 학습 기간 내 오차를 줄인다는 일반적인 원칙이 적용된다. 여기서의 패러다임은 참가자에게 정답을 제시하고 그것을 기억하거나 적도록 요구하는 '유일 학습' 훈련법으로 칭할 수 있다 (B. A. Wilson, Baddeley, Evans, & Shiel, 1994). 오차를 제거하거나 줄이기 위한 방법으로 시간차회상(Landauer & Bjork, 1978)과 점진 적단서소실(GIisky et al., 1986)을 사용할 수 있지만, 이들 방법에서 도 약간의 오차가 발생할 수 있다. 많은 연구들에 따르면 뇌 기능이 손상된 환자에게 새로운 정보 및 이와 연관된 내용을 교육할 때 시행착오를 통한 학습보다 오차없는 학습이 효과적이기는 하지만 (Hunkin, Squires, Parkin, & Tidy, 1998), 특정 종류의 작업 수행에 대해서만 그 효과가 국한되었다. 예를 들면, 오차없는 학습을 통해 얼굴-이름 연상을 용이하게 할 수 있지만, 학습 경로나 실질적인 절차를 배울 수는 없었다(Evans et al., 2000). Jones와 Eayrs(1992)는 오차없는 학습은 학습 내용이 고정되어 있으면서 비교적 간단한 반응이 필요한 작업에서는 용이하지만, 복잡한 정보나 실제 기술을 습득하는 데에는 시행착오 학습보다 덜 효과적이라고 하였다.

치매환자에게 오차없는 학습의 원리를 적용한 초기 연구들은 오차없는 학습이 학습 정보, 관련 내용 및 일상적인 내용에 대한 학습이나 재학습에 유용하다고 제안하고 있다(Clare et al., 1999). 하지만 치매환자에서 오차없는 학습과 시행착오를 통한 학습의 효과를 서로 직접적으로 비교할 필요가 있다. 또한 학습 정보, 관련 내용 및 습득 기술에 대한 **새로운 학습**과 이미 알려진 내용에 대한 **재학습**은 각 학습의 효과를 극대화하기 위해 명확히 구분할 필요가 있다. 치매에서 오차없는 학습에 대한 몇몇 연구는 특정 전략들(예: 연상, 점진적단서소실, 시간차회상)을 결합했기 때문에 전략 각각에 대한 상대적인 효과를 확인하기가 어렵다. 코르사코프 (Korsakoff) 치매환자를 대상으로 한 연구(Komatsu, Mimura, Kato, Wakamatsu, & Kashima, 2000)에서는 오차와 학습을 위한 노력의 차이에 따라 네 가지로 분류한 학습 방법을 비교하였고, 오차없는 학습(한 쌍의 연상, 점진적단서소실) 조건은 학습을 위한 노력(표적 선정, 첫 글자) 조건보다 우수한 결과를 나타내었다. 하지만 초기 알츠하이머병 환자에게 이와 같은 내용을 적용해 보았을 때, 처음 보거나 이미 친숙한 얼굴-이름 연상을 가르치는 데 있어서 오차없는 학습은 시행착오를 통한 학습법에 비해 아무런 이점이 없었다. 두 가지 방법 모두 학습을 유의하게 촉진시켰고, 처음 보는 얼굴-이름 연상보다는 이미 친숙한 얼굴-이름 연상의 결과가 더 좋았다(Dunn, 2003; Dunn & Clare, 2007). 가장 도움이 되는 학습 방법의 종류는 참가자의 특성에 따라 상당한 개인차가 있었다. Haslam, Gilroy, Black과 Beesley(2006)는 초기 치매환자 중 일부는 오차없는 학습을 통해 어느 정도의 유의한 효과를 얻었지만 다른 초기 치매환자들은 오차없는 학습이 전혀 효과가 없다고 하였다.

통제처리

이런 점에서 학습 방법의 효과 면에서 다른 매개 변수가 더 중요할 수 있다. Clare와 Wilson(2004)은 단일 사례 실험 설계에서 네 가지의 특정 오차없는 학습 기술을 비교한 결과, 더 많은 통제와 더 적극적인 연관 정보 처리 변수가 있는 것이 가장 효과적이라는 결론을 내렸다. Dunn과 Clare(2007)는 새로운 관련 정보에 대한 단서 기반 회상을 촉진하는 데 오차없는 학습 방법은 아무런 효과가 없었던 반면, 낮은 통제 상태보다 높은 통제 상태가 훨씬 효과적이라는 것을 발견하였다. 정보 처리의 깊이, 관련된 인지적 노력을 동원한 정도와 같은 다른 요인들도, 연달아 기억을 성공적으로 인출할 가능성에 영향을 미칠 수 있으며(Craik & Lockhart, 1972; Squires, Hunkin, & Parkin, 1997), 기억 인출은 기억 부호화 과정에 의미를 결부시키는 과정을 거치면서 촉진된다(Lipinska & Bäckman, 1997). 또한 알츠하이머병 환자가 스스로 떠올린 단서가 외부에서 주어진 단서보다 기억 인출에 보다 효과적이라고 보고되었다(Lipinska, Bäckman, Mantyla, & Viitanen, 1994). Perlmuter와 Monty(1989)는 연구 대상자에게 선택권을 주어 과제 수행을 각 개인에게 맞게 최적화하면 스스로 학습 과정을 통제하고 있다는 느낌과 함께 학습 동기가 증가하여 보다 좋은 학습 결과를 도출할 수 있다고 하였다.

다중 부호화

학습 과정에서 다양한 감각 정보를 포함시키는 것은 기억 부호화 과정을 보다 풍부하게 만들어 그 이후의 기억 인출 과정을 용이하게 한다(Karlsson et al., 1989). 일련의 행동 순서에 대한 기억 등록 과정에서 청각, 후각 단서가 주어질 경우 행동 순서에 대한 이후의 기억 인출 과정이 향상되는 것으로 보고되었다(Rusted, Marsh, Bledski, & Sheppard, 1997).

구체적 전략

다양한 언어 및 비언어 전략을 치매환자의 학습 및 기억 수행을 촉진하기 위해 앞서 설명한 지도 원리의 범위 내에서 적용할 수 있다. 시각적 심상 기억 전략, 학습 정보의 덩이 짓기, 장소법, 이야기 방식, 첫 글자 단서 주기는 기억력을 촉진하기 위한 보다 구체적인 전략들이다. 이러한 전략들은 뇌 손상 이후에 인지적 어려움을 겪는 사람(B. A. Wilson, 1995)과 같이 인지 손상이 있는 사람들에게 사용될 수 있다. 그러나 알츠하이머병을 앓고 있는 사람들은 명시기억 전략을 배우고 적용하는 데 어려움이 있다는 점에서 전술한 종류의 전략들이 효과적이라는 증거는 부족하다 (Bäckman, 1992). 하지만 경우에 따라 간단한 전략으로도 학습 효과를 높일 수 있다. 앞선 연구들에 따르면 시간차회상(McKitrick & Camp, 1993), 점진적단서소실법(Glisky et al., 1986), 의미 상술(Bird & Luszcz, 1993), 간단한 시각 기억 전략(Hill, Evankovich, Sheikh, Yesavage, 1987)을 통해 관련 정보를 학습하고 재학습이 촉진될 수 있었다. 이와 같은 전략들을 사용함으로써 상당 기간 치료 효과가 유지된다는 증거가 있으며(Clare, Wilson, Carter, Hodges, & Adams, 2001), 이는 특히 진행성 장애에서 중요한 의미를 가진다.

시간차회상

시간차회상(때로는 '확대된 예행연습'이라고도 함)은 치매환자에게서 광범위하게 사용되는 방법이다. 학습 정보의 구성요소를 회상하는 것은 이후에 어떠한 상황 속에서도 기억을 보존하기 위한 강력한 도구가 된다. 또한 기억 인출을 시도하는 시간 간격을 미리 계획하는 것은 기억 인출 연습을 통해 얻는 효과에 영향을 미친다. 이런 전략은 대부분 기억 인출의 간격을 점차 연장하였을 때 효과가 있었다(Landauer & Bjork, 1978). 기억 인출의 간격을 연장하는 것은, 오랜 시간이 지난 후에도 별다른 보조 없이 회상을 가능하게 하기 위한 과정으로 볼 수 있다(Camp & Stevens, 1990).

실험 연구에 따르면 이와 같은 시간차회상은 뇌 손상 후 기억 장애가 있는 환자가 새로운 정보를 학습하는 것을 도울 수 있다(Schacter, Rich, & Stampp, 1985). 이 방법은 알츠하이머병에 적용하기 적합하며(Camp, 1989), 이 경우 매우 짧은 기억 인출 간격을 사용한다. 일반적으로 첫 번째 인출 간격은 15초나 30초로 설정하며, 기억 인출 연습을 반복할수록 시간을 배로 연장한다. 일련의 연구들은 얼굴-이름 연상, 사물 이름 대기(Abrahams & Camp, 1993), 사물 위치 기억하기 및 미래 계획 기억하기(Camp, 1989)에서도 시간차회상이 확실한 효과가 있음을 보여 주고 있다.

이 전략에서 중요한 점은 상대적으로 간단하면서도 참가자가 목표로 하는 학습 정보를 회상하기 위한 인지적 노력이 필요하다는 것이다. 시간차회상에서 오차 발생의 가능성을 배제할 수 없지만, 실제로는 초기 기억 인출 간격이 매우 짧기 때문에 오차는 거의 발생하지 않는다. 시간차회상의 또 다른 이점은 필요에 따라 전문가의 지원을 받으면서 간병인도 쉽게 사용할 수 있다는 점이다(Camp, Bird, & Cherry, 2000).

단서 주기

학습 정보와 관련된 단서를 제공하는 것은 기억 인출 과정에 도움이 된다. 인지장애가 있는 사람들에게 학습 정보와 관련 정보를 가르치기 위해, 단서 주기를 활용한 방법이 개발되었다(Glisky et al., 1986). 이 방법은 일반적으로는 '점진적단서소실법'이라고 불리지만, 이를 시행하기 위한 다양하고 구체적 절차들이 존재한다. Glisky의 원저(Glisky et al., 1986)에서 기억상실 증후군이 있는 연구 대상자에게 단어의 정의를 10초 동안 제시한 후 첫 글자만 남겨 두고 나머지는 줄표로 표시하는 방식으로 컴퓨터 관련 어휘들을 가르쳤다. 연구 대상자가 10초 이내에 단어를 추측하거나 기억하지 못하면, 두 번째 문자를 추가하는 방식으로 최종 단어를 완성할 때까지 이 과정을 반복하였다. 연이은 시도에서는 이전 시도에서 요구되었던 것보다 한 글자 적은 수의 문자로 구성된 단서를 제시하였으며, 연구 대상자가 정확한 단어를 맞추지 못할 경우 추가 단어를 제시하였다. Thoene과 Glisky(1995)는 이와 유사한 방법을 사용하여 알츠하이머병 환자 한 명을 포함한 기억상실이 동반된 집단에서 얼굴-이름 연상에 대한 학습을 시켰다. 이 실험에서 연구 대상자에게 얼굴 사진을 보여 주고 해당 얼굴을 지닌 사람의 직업에 대한 정보를 보여 주었다. 이후 이름의 마지막 세 글자를 줄표로 가려서 표시했다. 참가자가 이름을 추측하지 못하는 경우 올바른 답을 할 때까지 7초마다 문자를 하나씩 추가하였다. 각 후속 시도에서 처음에 보여 주는 글자의 수는 앞 단계보다 한 글자씩 적게 하였다. Riley와 Heaton(2000)은 이 절차를 '도움을 증가시키며 단서 주기'라고 칭하였다. 한편, 점진적단서소실법을 사용하는 다른 연구에서는 처음에 단어나 이름 전체를 제시한 다음, 후속 시도에서 단서의 개수를 점차 줄이는 '도움을 감소시키며 단서 주기'(Riley & Heaton, 2000) 방식을 채택하였다. Riley, Sotiriou와 Jaspal(2004)은 뇌 손상 후 심각한 기억장애가 발생한 사람들에게 4단계로 단서를 감소시키는 방법을 이용하여 단어를 가르쳤다. 처음에는 전체 단어, 그다음에는 전체 단어에서 1~2글자를 뺀 상태, 그다음은 전체 단어에서 2~4글자를 빼고, 마지막에는 첫 글자만 표시하였다. 부정확한 응답을 하면 이전 단계로 되돌아갔다. 이러한 절차를 통해 Hunkin과 Parkin(1995)은 뇌 손상 환자에게 점진적 단서 소실법을 사용할 경우 암기 학습보다 더 효과적으로 컴퓨터 관련 어휘를 가르칠 수 있다는 것을 발견하였다. 또한 Thoene과 Glisky(1995)는 의미 상술과 심상 기억법이 기억상실을 앓고 있는 사람들에게 얼굴-이름 연상을 가르치는 데 더 효과적이라는 사실을 발견하였다.

이와 비슷한 방법이 치매환자에게 이름을 가르치는 데 사용되었다(Clare, Wilson, Carter, Gosses, Breen, & Hodges, 2000). '점진적 단서소실법' 또는 '도움을 감소시키며 단서 주기'라고 불리는 이 방법은 글자 단서 없이 이름을 자유롭게 떠올릴 수 있을 때까지 각 시도마다 단서의 글자 수를 하나씩 적게 제시하였다. 또한 사람의 이름을 학습할 때 그 사람의 성을 구성하는 글자 수에 해당하는 줄 표를 단서로 제시하는 '앞쪽 단서 주기' 또는 '도움을 증가시키며 단서 주기'를 시도한 바 있었으며, 이는 도움을 증가시키는 방법의 간소화된 버전이다. 연구 대상자가 올바른 답을 하지 못하는 경우, 성의 첫 글자를 추가하고, 연구 대상자가 올바른 응답을 할 때까지 글자 수를 점차 늘려 나갔다. 이후에는 이름 단서만 주어진 상태에서도 연구 대상자가 올바르게 답할 때까지 글자 단서를 하나씩 줄여 나갔다. 점진적단서소실법과 앞쪽 단서주기 방법을 직접 비교한 연구(Clare, Wilson, Carter, & Hodges, 2003)에서는 앞쪽 단서 주기 방법이 점진적단서소실법보다 더 효과적이었으며, 시간차 회상 및 기억 전략과 비슷한 효과를 보이는 것으로 보고되었다. 하지만 최근에 시행된 다른 연구(Dunn & Clare, 2007)에서는 단서 주기나 점진적단서소실법 사이에서 별다른 차이를 발견하지 못하였고, 이와 같은 학습 전략과 다른 학습 전략 사이에서도 큰 차이를 발견하지 못하였다.

기억 전략

간단한 기억 전략은 치매가 있는 일부 사람에게는 도움이 된다. 성공적인 기억 전략에 대한 보고서(Hill et al., 1987)에 따르면 알츠하이머병을 앓고 있는 66세 남성에게 사진과 연결된 이름에 대한 기억을 유지하는 기간을 연장하기 위해 시각적 이미지를 사용하였다. 알츠하이머병 환자 7명과 혈관성 치매환자 1명이 포함된 8명의 참가자를 대상으로 한 연구(Bäckman et al., 1991)에서, 알츠하이머병 환자 1명만이 앞선 연구와 비슷한 수준의 성과를 보였고, 나머지 참가자들은 별다른 차이를 보이지 않았다. 저자들은 이와 같은 기억 전략을 일반화하는 것은 조심스럽지만, 이런 형태의 기억 훈련에 잘 반응하는 알츠하이머병 환자군이 존재한다고 설명하고 있다. 후속 연구에서는 단순 기억 전략을 점진적단서소실법이나 시간차회상과 같은 다른 방법과 결합하면 효과적인 학습이 가능하다는 것을 보여 주었다(Clare et al., 1999, 2000, 2001, 2002a). 이와 같은 기억 전략은 사람의 모습과 이름을 부를 때 나는 소리를 연관 짓는 것을 포함한다. 또한 한 증례보고에 따르면, 기억 전략과 확대된 예행연습, 또는 기억 전략과 규칙적인 시간 간격으로 반복적으로 제시하는 전략(시간 간격을 변화시키는 것은 결과에 영향이 없었다)을 결합한 방식으로 초기 알츠하이머병 환자에게서 환자 지원집단 구성원의 이름을 학습하도록 하였다(Clare, Wilson et al., 2003). 이름 학습의 정확도는 초기 8%에서 중재 후 91%로 향상되었으며, 이는 3개월 후 시행한 추적 관찰에서도 유지되었다.

의미 상술과 처리

Bäckman과 Herlitz(1996)는 개인이 보유한 기존 지식을 활용할 경우 새로운 일화 정보의 부호화와 인출에 도움이 될 것이라고 주장하였다. 하지만 알츠하이머병 환자는 자신이 보유한 의미기억을 일화기억에 활용하는 데 어려움이 있다(Herlitz & Viitanen, 1991). 초기 알츠하이머병 환자들은 기억의 부호화와 인출 과정에서 의미기억의 도움을 받을 수 있다. 가령, 기억 부호화 과정에서 의미기억의 도움을 받은 뒤(사과는 과일의 범주에 속한다는 의미기억을 제공) 범주에 대한 의미기억이 단서로 제시되면(예: 과일의 한 종류라는 단서를 제공) 기억 인출 과정이 보다 용이하게 이루어질 수 있다(Bird & Luszcz, 1991, 1993).

피험자-수행 과제

행동을 기반으로 한 기억 부호화는 언어를 기반으로 한 기억 부호화보다 훨씬 유용할 수 있다. 치매가 있는 사람들이 단순한 언어를 통한 학습 대신 행동을 통한 과제 수행에 기반한 기억 부호화를 한다면, 회상 과정에서 보다 우수한 결과를 보일 수 있다(Bird & Kinsella, 1996). 따라서 피험자-수행 과제를 사용하면 경도부터 중등도 단계의 치매환자 모두에게 도움이 될 수 있다. 이중인 지지원 원리에 따르면 피험자-수행 과제의 이점을 경험하기 위해서는 기억 인출 과정에서 적절한 단서가 제공되어야 한다(Hutton, Sheppard, Rusted, & Ratner, 1996). 하지만 피험자-수행 과제가 기억 인출 과정을 향상시킬 수는 있지만 미래 기억에는 부정적인 영향을 줄 수 있음에 유의해야 한다. 나중에 반복해야 할 작업에 대한 기억 부호화를 돕기 위해 피험자-수행 과제를 사용하는 경우, 작업 자체는 더 잘 기억할 수 있지만, 참가자가 적절한 시기에 과제를 수행하기 어려워할 수 있다(Rusted & Clare, 2004).

적용

치매환자와 가족 구성원을 통해 확인된 재활치료의 목표에 대한 여섯 가지 사례 보고가 있다(Clare et al., 2000). 이 연구의 재활목표는 치매환자가 사회적으로 중요한 사람의 이름과 같은 정보를 학습 및 재학습하고, 배우자에게 반복적으로 질문하는 대신 기억의 도움을 받는 것 등을 포함한다. 이와 같은 중재에서는 시간차 회상이나 점진적단서소실법과 같이 효능이 알려진 기술을 통합한 오차없는 학습을 개별 목표에 맞게 적용하였다. 여섯 가지 사례 중 다섯 사례가 재활치료의 목표를 달성하였고, 이 결과는

6~9개월의 기간 동안 유지되었다. 이 중 한 사례에 따르면(Clare et al., 1999) 연구 대상자가 기억 전략, 점진적단서소실법, 확대된 예행연습을 조합해 사용하는 것은 이름을 학습하는 데 효과가 있었다. 또한 그 효과는 재활치료 후 9개월 뒤에도 유지되었다. 그후 2년간 기억력 저하 상태에 대해 평가한 결과, 재활치료를 종료한 후 3년이 지난 상태에서도 초기 상태보다 우수한 결과를 나타내었다(Clare et al., 2001). 연구자들은 앞선 연구에서 익숙한 사람의 이름을 학습한 방법을 대조군을 사용한 집단 연구에도 적용하였다(Clare et al., 2002a). 좀 더 자세하게 보고된 두 가지 사례 연구에서는 서로 다른 전략 각각의 타당성에 대해 살펴보았으며, 기억 전략, 확대된 예행연습, 단서 주기 전략은 양호한 결과를 보였지만, 점진적단서소실은 효과가 떨어지는 것으로 나타났다(Clare, Wilson et al., 2003). Thoene과 Glisky(1995)의 연구 결과에 따르면, 기억장애가 있는 사람(치매환자 1명 포함)은 얼굴−이름 연상을 학습하는 데 있어서 점진적단서소실보다는 시각적 심상법이 더 효과적이었다. 저자들은 기억 전략을 통해 잔존 명시 기억의 사용을 최적화할 수 있고, 심층적인 통제처리를 할 수 있게 하며, 기존 지식과의 연결이 촉진되었기 때문이라고 주장하였다.

치매가 진행됨에 따라 행동 문제를 해결하고 치매환자의 상호작용과 참여를 유지함으로써 삶의 질을 향상시키는 데 좀 더 중점을 두게 된다. 환자의 신경심리적 특성과 새로운 정보에 대한 학습 가능성을 이해하는 것은 행동을 증상보다는 의미나 기능 면에서 바라보는 행동 접근법과 맞닿아 있다. 이와 같은 관점은 인지장애가 '문제' 행동에 영향을 미친다고 하는, 창의적이면서도 실용적인 재활 방법에 대한 체계를 제공한다. 이 체계에서는 행동 반응 및 관련 정보를 단서와 연결 지어 가르침으로써, 경도 내지 중등도 치매환자에게서 나타나는 실금, 강박적 배변, 성폭력과 폭력 등의 문제 행동을 줄이고자 한다(Bird, 2000, 2001). 치매환자는 본인에게 의미를 가지는 단서를 유용하게 사용할 수 있으며, 단서와 관련 정보 및 행동 반응 사이의 연관성을 가르치는 것이 이 접근법의 핵심이 된다. 연구에 사용한 특정 전략에는 시간차회상 및 점진적단서소실법 또는 촉진법이 포함된다. Bird(2001)는 이와 같은 중재 방법의 성공적인 사례를 발표하였다. 알츠하이머병 초기 단계인 한 여성은 요양원으로 옮기면서 집안의 물건들을 처분하였지만, 이 사실을 망각하고 요양원 종사자들이 자신의 물건을 도둑질했다고 믿기 시작하였다. 그녀는 요양원 종사자들이 이에 대해 부인하면 격분하는 모습을 보여 종사자들은 그녀가 '편집증'이 있다고 생각하였고, 결국 자신들에게 공격성을 표출하지 않을까 두려워하였다. 요양원의 의사는 환자 친척의 도움을 받아 그녀가 물건을 나누어 주는 과정을 떠올리도록 도와줄 수 있었다. 그녀가 좋아하는 물건을 어디에 두었는지 적은 목록을 만들어 자신의 서명을 하고, 포스터로 제작해 벽에 붙였다. 자신의 소지품에 대해 궁금해할 때마다 포스터를 보도록 했다. 이 작업에는 '당신의 물건이 없어졌다고 걱정을 할 때 무엇을 해야 합니까?'와 같은 질문을 활용하였다. 잘못된 답을 하거나 '모른다'고 응답하면 일련의 추가 단서를 제시하였다. 기억 인출의 간격은 요양원 직원의 도움을 받아 점진적으로 연장하였다. 중재는 본질적으로 환자의 불안을 완화시키는 데 초점을 맞추었으며, 포스터를 찾아보는 행동과 불안한 사고라는 내부 경험에서 나온 단서를 연결시킴으로써 효과적인 결과를 얻을 수 있었다(Bird, 2001).

이와 같은 증거는 일부 접근법이 잔존하는 장기기억 기능을 촉진하는 데 유용하다는 것을 보여 주었고, 이 과정에서 치매환자와 이들을 돌보는 사람에게 의미가 있는 주제를 활용할 수 있다는 것을 확인하였다. 이는 초기 단계의 알츠하이머병 환자들에게 도움이 되는 적절한 방법들을 추가적으로 개발할 수 있다는 것을 시사한다.

절차기억 기능의 촉진

절차기억 기능을 최적화하려는 시도는 특정 일상생활을 독립적으로 행하는 능력을 유지하거나 회복시키는 데 초점을 맞추고 있다.

구체적 전략

행동기반 학습

치매환자는 개인 행동, 일상활동, 절차 기술을 치매의 과정에서 잘 수행할 수 있도록 행동기반 기억을 활용할 수 있다(Hutton et al., 1996). 또한 이와 같이 보존된 절차기억을 활용하여 행동, 기술 또는 과제를 수행하는 방식의 중재법이 개발되고 있으며, 치매환자에서 일상생활 수행 과제를 통해 효과적인 학습 결과를 보이기도 하였다(Bird & Kinsella, 1996).

촉진법과 소실법

작업이나 활동을 수행할 수 있는 능력은 보존되어 있지만 실제 과제 수행 자체에는 어려움이 있는 경우에(예: 사용자가 활동 자체를 시작하지 않는 경우), 촉진법을 사용할 수 있다. 촉진법의 일정을 구성하기 위해서는 과제 수행의 단계와 각 단계를 수행하기 위해 환자에게 필요한 행동을 파악하는 것이 필요하다. 촉진법은 언어 표현('지금은 숟가락을 집으시오')이나, 신체 표현(사람의 손을 숟가락으로 안내하고, 필요한 경우 그것을 파악하도록 돕기)을 통해 이루어질 수 있다. 일단 과제 수행이 성공적으로 이루어지면 촉진법을 점차 줄여 나가는데, 이를 '소실법'이라고 한다. 때때로 과제 수행의 기술적인 면이 잘 이루어지지 않는 경우, 촉진법을 하기 전에 해당 기술을 모델링해 주는 과정이 선행되어야 한다(예: 숟가락 집는 방법을 보여 주기).

적용

경도에서 중등도 알츠하이머병 환자의 일상생활 수행 능력을 장려하기 위한 일련의 연구(Zanetti, Binetti, Magni, Rozzini, Bianchetti, & Trabucchi, 1997; Zanetti, Magni, Binetti, Bianchetti, & Trabucchi, 1994; Zanetti et al., 2001)에서는 환자에게 남아있는 절차 기억에 근거한 훈련 방법을 사용하였다. 훈련은 포괄적으로 촉진법을 시행한 뒤, 촉진법을 줄이는 방식으로 이루어졌다. Zanetti

등(2001)은 훈련을 받지 않은 대조군과 비교할 때 촉진법을 시행한 훈련군에서 과제 수행에 걸리는 시간이 유의하게 감소함을 보고하였다. 그러나 Zanetti 등이 이전에 시행한 연구(1997)에서는 훈련을 받지 않은 과제를 수행할 때 대조군에서도 (감소폭이 더 적지만) 과제 수행에 걸리는 시간이 유의하게 감소함을 확인한 바 있다. 이는 연구에 참여하는 것과 같은 비특이적 요인의 영향을 시사한다. Josephsson, Bäckman, Borell, Bernspang, Nygard와 Ronnberg(1993)는 일상생활 수행 능력에 대한 개별화 훈련 프로그램을 수행한 뒤 4명 중 3명에서 효과가 있었음을 확인하였지만, 두 달 뒤 시행한 추적 관찰 평가에서 1명의 연구 대상자에서만 효과가 유지되었다. 이 연구의 주목할 만한 특징은 연구 대상자의 일상생활에 기반한 활동을 훈련의 구성요소로 사용하였고, 연구를 진행하는 동안 연구 대상자에게 동기를 부여하였다는 점이다.

어떤 상황에서는 기본 기술에 대한 재활이 중요하게 작용한다. Camp 등(1997)은 치매 치료 기술을 구축하기 위해 아동 발달용으로 고안된 몬테소리 활동을 응용하였다. 예를 들어, 큰 숟가락으로 구슬을 뜬 후 점차 작은 숟가락으로 밥, 모래, 마지막으로 액체를 퍼 올리는 등의 일련의 작업을 통해, 숟가락으로 직접 음식을 먹는 기능을 회복하여 익숙하게 수프를 먹는 단계로 옮겨가도록 하는 것이다. 이런 방식으로 기본적인 기능을 지원하면 환자가 독립심, 통제력, 자존감을 유지하는 데 도움이 되며, 이런 종류의 중재는 초과 장애로 진행하는 것을 분명히 막아 줄 것이다.

이와 같은 연구는 절차기억의 촉진을 목표로 하는 재활 전략이 치매환자의 기능과 독립성을 유지할 수 있다는 긍정적인 전망을

보여 주고 있으며, 향후에 이에 대한 추가적인 연구가 이루어져야
한다.

외부 기억도구

보상성 기억보조도구의 형태로 외부에서 기억 과정
을 보조함으로써 손상된 기억 기능에 대한 인지 요구량을 감소
시킬 수 있다. 이와 같은 보상성 기억보조도구는 다양한 방식으
로 인지를 지원할 수 있다. 기억보조도구를 활용하여 특정 행동
과 기억 인출을 촉진하기 위한 단서를 제공하고 촉진법을 시행할
수 있으며, 향후 상담을 위한 외부 기억 저장소 기능도 할 수 있
으며, 지식을 획득하고 이용하는 과정에도 활용할 수 있다(Kapur
et al., 2004). 또한 기억보조도구는 사회 활동 참여를 촉진하거나
(Bourgeois, 1990) 불안을 줄이는 데에도 도움이 될 수 있다(Bird,
2001). 가령, 달력이나 체크리스트와 같은 간단한 기억보조도구는
꽤 효과적이다. 기술이 발전함에 따라 기억과 참여 과정을 독려할
수 있는 독창적인 보조도구들이 개발되고 있다. 뇌 손상 환자의 재
활을 위해 전자 다이어리, 경보 및 알림 장치, 특수 설계 전화기,
상호작용형 수행 지침, 다양한 기능이 들어간 개인 맞춤형 시스템
과 같은 전자 도구들이 활용되고 있다(Kapur et al., 2004). 예를 들
어, 중앙 컴퓨터를 통해 알림 메시지를 보내는 호출 장치는 뇌 손
상 환자의 독립적인 기능 수행을 도울 수 있으며, 별도의 보조도구
가 없을 경우에도 기능을 유지할 수 있도록 새로운 학습 방식을 제

공할 수 있다(B. A. Wilson, Emslie, Quirk, & Evans, 2001). 현재 개발 중인 착용형 카메라인 SenseCam은 착용자가 겪은 사건에 대한 디지털 기록을 유지하고, 조명의 변화나 움직임에 반응하며 30초 간격으로 주변의 사진을 찍는다. 이러한 기록은 PC 기반 시각화 프로그램을 사용하여 떠올리지 못하는 사건에 대한 기억을 자극하기 위해 사용될 수 있다. 또한 이와 같은 도구들은 새롭고 중요한 사건에 대한 후향적 기억을 도울 수도 있지만, 기억상실 환자에게서는 환자의 최근 자서전적기억을 독려하기 위해 사용되었다는 보고도 있다(S. Hodges et al., 2006). SenseCam을 사용한 연구 대상자는 최근에 경험한 사건 중 90%를 회상할 수 있었지만, 일기장을 사용한 경우에는 40%의 사건만을 회상할 수 있었다.

원칙

치매환자를 위한 외부 기억보조도구를 선택할 때는 신중을 기해야 한다. 외부 기억도구는 필요한 행동을 명확하게 지시할 수 있고, 대상자에게 필요한 정보를 직접적으로 제공할 수 있을 때 도움이 된다. 특정 상황에서 유용하게 사용되는 경보음이나 버저와 같은 일반화된 기억 인출 도구는 원하는 반응과 세심하게 연결되어 있을 때 유용하게 사용된다(Bird, 2001). 경보 기능은 무엇인가 해야 할 필요가 있다는 것을 제대로 알릴 수는 있지만, 필요한 조치가 무엇인지 정확히 기억할 수 없는 경우에는 그 자체만으로 충분하지 않다. 따라서 기억보조도구는 잘 보이는 벽에 걸린 달력이나 화이트보드처럼 기억보조도구 자체가 단서로 작용하여 대상자가 일상적으로 사용할 수 있도록 해야 한다. 이것이 불가능하다면, 기억보조도구로서 다른 환경적 단서를 이용해야 한다. 또한 기억보조도구는 대상자가 받아들일 수 있어야 하고, 접근이 용이해야 하며, 쉽게 사용할 수 있어야 한다.

치매환자가 자발적으로 새로운 기억보조도구를 사용하도록 하는 것은 쉽지 않다. 따라서 기억보조도구가 비교적 복잡하고 익숙하지 않은 경우에는 그 사용 방법을 익힐 수 있도록 해야 한다. 우리가 일기, 달력, 쇼핑 목록과 같은 외부 기억도구를 일상적으로 사용하듯이 치매환자도 이와 같은 외부 기억도구를 사용하는 것에 익숙하기 때문에, 최대한의 효과를 경험하기 위해서는 익숙한 기억보조도구를 활용하는 것이 좋다. 예를 들어, 다이어리를 활용할 경우 특별한 구성 양식이 없는 페이지를 약속 시간이 나열된 다이어리로 바꾸고, 하루를 작성할 만한 공간이 적은 일기는 하루에 한 페이지를 사용할 수 있도록 바꾸면 치매환자가 사용하기보다 용이하다.

대상자가 기억보조도구의 사용 방법을 배우는 과정에서 두 가지 사항을 고려해야 한다. 기억보조도구의 사용이 이미 그 사람의 행동 레퍼토리에 있는 경우, 중재 과정에서 기억보조도구를 보다 일상적이고 효율적으로 이용하도록 하는 데 중점을 두어야 한다. 기억보조도구를 사용하기 위해 사용법을 새로 익혀야 하는 경우, 일상적인 사용 단계로 넘어가기 전에 사용법을 충분히 익히는 것이 선행되어야 한다. 기억보조도구를 사용하는 능력이 이미 그 사람의 행동 레퍼토리에 포함되어 있다면, 기억보조도구를 도입하거나 적용하기가 일반적으로 더 편할 것이다.

구체적 전략

어떤 기억보조도구의 사용을 확립하고 향상시키기 위한 전략은 일반적인 기술을 유지하기 위한 전략과 비슷하며, 이 과정에서 촉진법이나 소실법, 행동기반 학습의 역할이 강조된다. 또한 모델링 기법, 일련의 지침에 대한 오차없는 예행연습 전략(B. A. Wilson et al., 1994), 촉진법을 통해 새로운 행동 레퍼토리를 학습할 수 있다. 새로운 정보를 학습하는 데 도움이 되는 다양한 전략을 동원하여 기억보조도구를 사용하는 법을 교육할 수 있다면, 기억보조도구 자체에 대한 지식과 사용 목적에 대한 명확한 지식이 꼭 필요하지는 않다.

적용

알츠하이머병 환자를 대상으로 한 여러 연구에서 다양한 외부 기억도구 활용과 환경적 지원을 통해 환자의 상태가 개선되었다고 보고되고 있다. 이와 같은 지원을 중단한 후에도 개선 효과가 유지된 경우도 있었고, 지속적인 지원이 필요한 경우도 있었다. 초기 연구에서 Hanley(1986)는 중증도의 알츠하이머병 환자를 대상으로 개인 정보의 세부 사항을 검색하고, 약속을 관리하기 위해 일기를 사용하도록 훈련하였으며, 적극적인 훈련을 통해 개별화된 개인 지남력 설문 결과가 향상되고 주어진 약속을 지키는 비율이 개선됨을 확인하였다. 하지만 본 연구에서 촉진법을 중단한 뒤에는 개선 효과가 유지되지 않았다. 병동에 비치된 현실지남력 보드와 개인 공책을 모두 사용하도록 훈련받은 또 다른 입원 환자에서는 지남력 점수와 개인 정보 평가 점수가 향상되었다. 병동에 현실지남력 보드를 비치하는 것만으로는 환자가 기억보조도구를 활용하도록 독려할 수 없었으며, 현실지남력 보드와 공책을 사용하기 위한 적극적인 교육이 필요하였다. 이후 환자는 보드를 사용하여 지속적으로 업데이트되는 지남력 정보에 답하고, 수정 및 예행 연습 과정을 통해 개인 정보 항목을 학습하고 학습 정보를 유지하는 것으로 추정되었지만, 개선 상태가 어느 정도로 유지되었는지는 명확하지 않았다.

Clare 등(2000)은 알츠하이머병 환자인 에블린 씨가 남편에게 반복적으로 질문하는 대신 달력을 사용하도록 가르치기 위해 간단한 촉진법 및 소실법을 사용하였다. 이 훈련으로 반복 질문이 상당한 수준으로 감소하였고, 3개월 후에도 이와 같은 상태가 유지되었다. 반복적으로 질문하는 과정에서 어려움을 겪었던 에블린 씨는 대안을 찾을 수 있어 안심하였고, 남편은 이와 같은 중재 과정을 통해 상황이 '100% 호전되었다'고 언급하였다. 에블린 씨와 남편은 다른 일상적인 상황에 대해서도 유사한 방식으로 문제를 해결하였다는 점에서 이와 같은 방법을 일반화할 수 있음을 추정할 수 있었다. 기억보조도구를 사용하는 것은 에블린 씨가 통제력을 키우고 긴장감을 감소시키는 데 도움이 되었으며, 새로운 도전을 할 때에는 해법 위주의 접근 방식을 이용하면 된다는 생각을 가질 수 있도록 하였다.

기억보조도구는 참여와 개입을 높이기 위해서도 사용된다. 인터넷 기반 자조 집단인 국제 치매환자 지지 및 지원 단체(제3장에서 설명)의 회원들은 이메일과 대화방을 통한 의사소통을 통해 집단 활동을 기록할 수 있으며, 이는 집단 기억 형태로 작용한다는 것을 발견하였다(Clare et al., 출판 중). Bourgeois(1990, 1991, 1992)는 중등도 알츠하이머병 환자의 소규모 표본을 대상으로 대화 능력을 향상시키기 위해 개인적인 사건과 친숙한 사람들의 사진 및 그림으로 구성된 기억 지갑의 효과를 평가하였다. 치매환자들이 배우자인 간병인과 일상적인 대화를 나눌 때 사실을 이야기하기 위한 단서로 지갑을 이용하도록 훈련하였다. 첫 번째 연구에서는 6주간의 추적 관찰 기간 동안 향상된 대화 능력이 유지되었고, 새로운 대화 상황에도 일반화될 수 있었다. 두 번째 연구에서는 3명의 연구 대상자가 사전 교육이 되지 않은 상태에서 기억 지갑을 사용하였을 때에도 역시 효과가 있었으며, 30개월 후에도 이들 모두 개선된 상태를 유지하였다. 또한 이와 같은 개선 효과는 중증 치매환자에서도 확인되었다(McPherson, Furniss, Sdogati, Cesaroni, Tartaglini, & Lindesay, 2001). 기억 지갑이나 기억 책은 치매환자에게 도움이 될 뿐만 아니라 간병인이 그들을 보다 잘 이해하고 응대할 수 있도록 도와준다(Woods et al., 1992). 이러한 종류의 기억보조도구는 특히 요양원으로 옮겨가는 상황과 같은 과도기에 도움이 된다.

따라서 보상적 기억보조도구를 사용하는 것은 아마 유익할 것이다. 기억 과정에서 외부 지원을 제공하는 것이 도움이 된다는 관점에서, 인지장애가 있는 사람의 필요성을 충족시키기 위해 기존의 기술을 적용하는 것이 필요하다. 초기에는 치매환자가 미리 정해진 활동에 참여하도록 독려하기 위해 매시간마다 울리는 디지

털 시계를 활용하였다(Kurlychek, 1983). 한 실험에서 경보기능과 언어로 알려 주는 전자 기억보조도구를 사용한 경우, 미래 기억 수행 평가의 결과가 향상되었으나(Oriani et al., 2003), 손으로 적은 경우에는 향상되지 않았다. 그러나 안타깝게도 이 실험은 일상생활에 적용한 것이 아니었다. 휴대전화는 노인들이 사용하기 어렵기는 하지만, 초기 치매환자가 길을 잃거나 혼자 있는 상황에서 어려움을 경험할 경우 가족 구성원에게 연락함으로써 독립성을 유지하는 데 도움을 줄 수 있다. Lekeu, Wojtasik, Van der Linden과 Salmon(2002)은 두 명의 초기 알츠하이머병 환자에게 가족과 연락할 수 있도록 다음과 같은 방법으로 휴대전화 사용법을 가르쳤다. 첫째, 참가자들에게 전화를 뒤집어서 뒷면에 붙인 지시 카드를 보도록 시간차회상법을 도입하였다. 그런 다음 참가자들이 전화를 사용하여 전화를 거는 연습 회기에서는 오차없는 학습 촉진법을 사용하였다. 그 결과, 개별 학습 패턴이 현저하게 다르기는 하였지만 두 환자 모두 성공적으로 사용법을 익힐 수 있었다.

기술의 발달에 따라 독립적인 기능을 지원할 수 있는 다양한 기계, 전자, 컴퓨터 장비가 개발되면서 이제는 기술 사용이 특정 기억보조도구의 범위를 넘어서고 있다.

전화는 때때로 초기 치매환자들에게 생명선과 같은 역할을 하지만 반복된 전화는 간병인들에게 스트레스가 되기도 한다. Baruch, Downs, Baldwin과 Bruce(2004)는 한 초기 여성 치매환자가 야간에 혼란에 빠진 상태에서 가족에게 지속적으로 전화하는 경우를 보고하였다. 이 경우에서는 야간에 환자의 침실과 거실에 컴퓨터 스크린이 놓였고 거기에는 그녀의 시계와 아들의 사진과 야간에는 어둠 속에 달 모양이 화면을 비추었다. 저녁 10시 30분에서 아침 7시 30분까지 큰 글씨로 '밤이니까 침대에 누워 계세요'라는 메시지가 화면에 보였다. 낮에는 다른 메시지와 화면이 제시되었다. 날마다 아들은 원격으로 접속하여 새로운 메시지와 정보를 업데이트하였다. 이 중재는 환자의 지남력을 회복시키고 혼동을 감소시키는 데 매우 효과적이었고 이후 야간에 전화를 거는 일은 거의 없어졌다. 더 진행된 환자들을 위해 Mihailidis, Barbenel과 Fernie(2004)는 COACH(a cognitive orthosis for assisting activities in the home)라고 하는 가정에서의 활동을 보조하기 위한 인지 보조기를 제안하였다. 이 컴퓨터 추적 시스템은 손 씻기 및 진행 상황 모니터링과 같은 활동 중 환자를 눈에 띄지 않게 관찰하고 필요한 경우 환자에게 지시하거나 알려 주는 음성 안내를 제공한다. 환자가 도움이 필요할 때는 장치의 그래픽 사용자 인터페이스을 통해 시각적 알림을 간병인에게 전달한다. 환자가 해당 시스템을 사용함으로써 간병인 도움 없이 손 씻기 작업을 수행하는 완성도와 횟수가 증가하였다. 치매환자의 독립적 기능을 증진시키고 안전을 향상시키기 위해 고안된 제품들이 소개되고 있으며(Orpwood, Bjørneby, Hagen, Maki, Faulkner, & Topo, 2004), 탭 모니터, 가스레인지 모니터, 자동 야간 조명, 잃어버린 물체의 위치 표시기(자주 사용되는 물체에 태그가 달려 있으며, 이 기능은 제어 패널상의 관련 버튼의 그림이 눌러지면 태그가 붙은 물건에서 소리가 남), 화상 전화(피호출자의 그림을 터치하면 그 사람의 번호로 전화함) 및 밤낮의 전자 달력(하루 중 시간-아침, 낮, 저녁, 밤-하루 중 시간과 날짜와 함께 표시됨)과 같은 것이다. Orpwood 등(2004)은 제품 설계 및 개발 과정에서 사용자 개입의 중요성을 강조하고 핵심 설계 원칙을 소개하였다. 제품은 학습이 필요 없어야 하고, 익숙하게 보이며, 사용자가 조절할 수 있고, 사용자를 안심시키며, 가능한 한 사용자와의 상호작용을 거의 요구하지 않아야 한다.

치매 치료를 위해 기술을 도입할 때, 컴퓨터 및 비디오 장비 및 기타 기술을 사용하여 안전을 증진시키는 과정에서 치매환자의 환경을 모니터링하고 제어하는 데 중점을 두고 있다(Marshall, 1999). Kinney, Kart, Murdoch와 Conley(2004)는 카메라를 사용하는 웹 기반 모니터링 시스템의 개발 및 평가에 대해 설명하며, 센서는 치매환자의 활동을 감지하고 특정 센서가 작동할 때마다 보호자의 휴대폰에 문자 메시지를 전송한다. 예를 들어, 현관문이 열렸을 때 또는 전기나 수도 사용과 관련되어 센서가 작동한다. 시스템 사용과 관련된 몇 가지 어려움은 있었지만 간병인은 일반적으로 긍정적으로 평가했으며 저자들은 이 시스템이 치매환자의 일부 가족에게 유용한 자료가 될 수 있다고 제안하였다. 이러한 접근 방식은 이러한 맥락에서 기술의 사용과 관련한 윤리적 문제에 대해서 논쟁을 야기하기도 하였다(Bjørneby et al., 2004).

전두측두엽 치매환자의 재활

아직 초기 단계에 있지만, 이 장에서 설명하는 종류의 개별 재활 중재는 전두측두엽치매 등 드문 형태의 초기 치매 단계의 일부 환자들에게 유용할 수 있다.

의미치매(전두측두엽치매의 측두엽 변형)를 가진 환자에 대한 단일 사례 연구에서 그림이나 표본과 결합된 개념이나 항목의 이름을 반복하면 이전에 어려웠던 환자의 단어 인출력이 크게 향상되었다(Graham, Patterson, Pratt, & Hodges, 2001). 그러나 이 효과를 유지하려면 지속적인 훈련이 필요했고, 이 훈련이 중단되면 환자의 기능은 급격히 떨어졌다. Frattali(2004)도 이에 대해 유사한 결과를 보고한 바 있다. Snowden과 Neary(2002)는 의미치매를 가진 2명의 환자에서 감소된 어휘가 재획득되는 것을 보고하였다. 이 실험에서는, 첫째, 학습은 참여자가 배울 항목, 대상 또는 개념에 대한 잔여 의미론적 지식을 보유한 경우보다 효과적이었고, 둘째, 학습은 환자의 일상과 관련된 시공간적 정보가 유용할 때 더욱 효과적이었다. 따라서 의미치매 환자들도 사실 정보를 학습하고 재학습하고 언어적 수준을 넘는 관련 지식까지 학습하는 것도 가능했으며, 학습은 자료가 개인적인 경험과 연결되어야 효과적이라고 하였다. Reilly, Martin과 Grossman(2005)은 특히 의미치매 초기 단계에서의 재활은 조작, 명명 및 사물에 대한 풍부한 묘사가 포함된 다중적 접근법과 결합된 반복을 통해 잊어버린 어휘의 재학습보다는 현재 어휘의 유지에 초점을 맞추어야 한다고 하였다. Bozeat, Patterson과 Hodges(2004)는 말기 의미치매환자들도 비교적 절차기억이 보존되어 있으므로 각종 물건 사용법의 시연을 본 후 그 사용이 가능했음을 보고했다. 효과적인 중재를 위해서 시연에 사용된 물건은 일상생활에서 환자가 사용할 물건과 동일해야 한다. 훈련이 중단되면 환자들의 기능은 점차적으로 떨어졌다. 연구자들은 환자들이 반복적으로 훈련한다면 시간이 지나도 향상된 기능을 유지할 수 있다고 제안했다. 이러한 결과는 의미치매 환자들의 지식과 기술을 유지하기 위한 재활 방법을 개발할 수 있는 가능성을 보여 준다.

행동변이형 전두측두엽치매 초기 단계에서는 신경심리검사의 이상 소견보다는 성격이나 사회적 행동 변화가 전형적으로 나타나며, 이와 같은 행동 변화는 주변 사람이 관리하기 어려운 정도까지 진행되기도 한다. 이와 같은 문제를 해결하고 삶의 질을 유지하기 위해, 신경심리 재활에서 사용한 행동 접근법(B. A. Wilson, Herbert, & Shiel, 2003)을 적용할 수 있다. Lough와 Hodges(2002)는 행동 및 환경 수정을 통해 세 가지 문제 행동을 성공적으로 해결한 사례들을 보고하였다. 첫 번째 행동은 차량을 흔들어서 자동차 서스펜션을 강박적으로 검사하는 행동이었는데, 연습 회기 동안에만 확인하도록 하는 접근법으로 모델링하여 행동을 수정하였다. 두 번째 행동은 '출입금지'라는 표시에도 불구하고 여성병동으로 들어가는 행동이었으며, 환경 수정을 통해 해당 행동을 변화시켰다. 환경 수정은 여성 병동에 '돌아서시오'라고 적힌 표지판을 부착하고, 검은색과 노란색으로 된 황색 보안 테이프를 문과 평행하게 바닥에 붙이는 방식으로 시행하였다. 세 번째 행동은 환자가 정해진 일과에 따라 시내로 들어가는 과정에서 버스를 잘못 탑승하여 길을 잃는 행동이었다. 휴대전화 키패드를 수신 방법을 강조하는 형태로 변경하였고, 환자에게는 전화를 사용하는 방법을 교육하였다. 환자의 일정이 예측 가능한 범위에 있었기 때문에, 환자의 아내나 다른 가족이 그가 버스 정류장에 도달할 즈음 어떤 버스를 타야 하는지 전화해서 알려 줄 수 있었다.

결론

　　이 장에서는 기본적인 재활치료를 구성하는 방법과, 치매환자를 돕기 위해 이러한 방법들을 어떻게 적용할 수 있는지에 대해 살펴보았다. 새로운 정보에 대한 학습 과정과 이미 친숙한 정보에 대한 재학습을 촉진하기 위해서는 기억 부호화 과정에서 적극적이면서도 노력을 기울이는 인지 처리를 독려하는 것이 중요하다. 반면에 초기 치매환자에서 학습 중 오차 감소법은 이전에 생각했던 것보다 중요하지 않은 것으로 간주되고 있다. 재활을 위한 노력은 일상생활 수행 능력을 실질적으로 향상하거나 유지하고, 문제가 되는 행동을 수정하고, 무궁한 발전 가능성을 가진 보상성 기억보조도구를 도입하고 사용하는 데 초점이 맞춰져야 한다.

　최근에는 삶의 질을 향상시키기 위해서 표준화된 방식으로 인지훈련을 하는 것보다는 대상자의 일상생활과 실제로 어려움을 겪는 영역에 중점을 둔 개인 맞춤형 재활치료를 시행하는 것이 필요하다는 데 의견이 모아지고 있다. 이 장에서 설명한 전략들은 다양한 유형의 치매환자와 다양한 인지 단계에 있는 대상자 개개인의 필요와 목표를 반영한 중재법을 개발하고, 개인 맞춤형, 목표 지향적 중재치료를 구성하기 위해 사용될 수 있다. 다음 장에서는 이와 같이 포괄적이면서도 개인화된 중재법을 개발하는 것에 대해서 살펴보고자 한다.

인지재활의
임상적 적용

이 장에서는 치매환자에게 체계적인 개인 맞춤형 임상 중재를 시행하는 방법에 대해 살펴본다. 치매환자에서 일상생활 능력을 개선시킬 수 있는 방향으로 현재 이용 가능한 중재 기술을 각 환자에 맞게 독창적으로 적용하기 위해서는 인지재활에서 개인별 치료 목표를 설정해야 한다.

치매환자에서 인지재활의 목표는 일차적으로 신경계 장애를 치료하거나 줄이는 것이 아니다. 인지기능의 변화로 인해 치매환자들이 일상에서 겪는 어려움에 대처하는 방법을 찾기 위해 함께 노력함으로써 치매환자가 개인적·사회적 상황에서 다른 사람과 관계를 형성하고, 원하는 활동에 참여할 수 있게 하는 것이 목표이다. 재활은 본질적으로 협업이다. 즉, 재활은 누군가에게 '행하는' 치료가 아니라 재활을 받는 환자가 직접 참여하고, 그 환자가 주변의 자원을 활용할 수 있도록 하는 접근이다.

목표의 설정

치매를 평가하는 과정과 치매에 대한 평가가 끝나면, 제8장에 요약된 기억 재활의 기술 및 기법을 바탕으로 개인별 치료 목표를 확인하고 이를 해결하기 위한 전략을 고안한다. 환자의 행복과 정서적 반응 등의 광범위한 요인을 고려한 포괄적인 중재 계획을 세울 때 목표 세우기와 전략 짜기를 반복한다. 이 장에서는 중재의 목표를 설정하고 그 목표에 맞는 중재법을 고안하는 과정을 설명한다. 이 분야 연구는 대부분 초기 단계의 알츠하이머병 환자를 대상으로 하였기 때문에 이 장에서는 초기 알츠하이머병 환자를 중심으로 논한다.

개인 맞춤형 인지재활치료의 목표는 치매환자와 그 가족이나 지원집단이 가장 어려움을 겪는 문제를 직접적으로 해결하는 것이다. 인지재활의 가장 큰 장점은 중재를 개인의 상황에 맞게 조정함으로써 환자가 실제로 매일 겪는 상황과 어려움을 직접 다룬다는 점이다. 인지재활의 첫 단계는 재활을 통해 얻고자 하는 목표를 알아보는 것이다. 즉, 중재가 치매환자 및 그 가족들에게 영향을 주는 일들에 중점을 두고, 치매환자의 삶의 질을 향상시키는 쪽으로 목표를 설정함을 의미한다. 어떤 환경에서 구축한 사항이 다른 환경에서도 일반적으로 적용하기는 어려우므로 실제 생활에서 현실적으로 부딪히는 일상적인 상황을 다루어야 한다. 치매환자와 가족 구성원의 목표가 많이 다를 경우, 환자 및 가족이 정서적으로나 실제적으로 필요한 부분이 다를 수 있음을 인정하고, 양측이 모두 받아들일 만한 중재 목표를 찾기 위해 신중하고 섬세하게 접근해야 한다. 목표를 정한 후 구체적인 중재방안을 정해야 하는데, 이를 위해서는 환자의 인지기능을 이해해야 하고 치매환자가 처한 상황에 대처하는 방식, 심리 및 정서적 요구, 주변의 지원 체계를 고려해야 한다. 중재는 치매환자에게 효과가 있다고 알려진 다양한 원리, 방법, 기법을 활용한다.

재활의 목표 설정

재활의 목표를 설정할 때 대화를 통해 단순하게 선택할 수 있지만, 보다 구조화된 방법을 사용하고 싶다면 캐나다 작업수행평가(Canadian Occupational Performance Measure; Law et al., 2005)와 같은 직능요법 도구를 사용한다. 이 방법은 잠재적으로 관련이 있을 수 있는 부분을 대략적으로 검토한 이후, 다양한 삶의 영역에서 필요한 요구와 목표를 고려할 수 있도록 구체적이고 포괄적으로 접근하는 것을 말한다. 목표를 설정할 때, 다음에 기술한 단계들을 적용해 볼 수 있다.

1. 환자가 중재를 통해 달라지고 싶어 하는 부분을 표현할 수 있는지 또는 표현하고 싶을지 결정한다.
2. 중재가 중점적으로 다루어야 할 문제의 범위를 확인한다(예: 기억력 저하 문제, 가족 관계의 어려움, 활동에 참여하기).
3. 중재의 목표를 구체적으로 확인한다(예: 어떤 활동 중에 만난 사람들의 이름을 기억하기).

4. 중재를 시작하기 전에 기본적인 수행 수준을 알아본다.

5. 목표를 정확한 행동 용어로 표현하도록 한다.

6. 목표가 (a) 전체적으로 또는 (b) 부분적으로 달성되었는지 확인 가능하도록 성과 수준을 정한다.

7. 적절한 방법과 기술을 사용하여 목표를 달성하기 위한 중재 계획을 세운다.

8. 중재를 실시한다.

9. 진행 상황을 모니터하고 필요한 경우 중재를 조정한다.

10. 중재 결과를 평가하고 필요하면 추가 단계를 결정한다.

저자가 최근에 했던 연구에서 참가자는 다음에서 기술한 바와 같이 개인적 재활 목표를 설정하였다.

- 낮 동안 일어난 사건을 기록한다.
- 안경을 찾을 수 있다.
- (다른 사람의 도움 없이) 혼자 처방약을 복용한다.
- 가족과 개인적인 추억을 이야기할 수 있다.
- 일기 쓰기를 다시 배운다.
- 책을 다시 읽는다.
- 복지관 친구, 실내 볼링클럽 회원, 점심 모임 참석자와 같은 사교 활동에서 만나는 사람들의 이름을 기억한다.
- 개인적 정보를 기억한다(예: 손자의 이름, 가족과 대화할 때 함께 나누었던 경험한 일들의 세부 정보).
- 집안의 불 끄기를 잊지 않는다.

• 오늘이 며칠인지, 오늘은 어떤 일을 하는 날인지 기억한다.

　예시를 보면, 우리 팀의 작업 치료사인 Sue Evans의 중재를 받는 세일즈맨 말콤 씨는 나이가 64세이고 현재 세일즈맨에서 은퇴한 상태인데, 다시 일하고 싶어 했다. 그에게 일은 즐겁고 중요한 의미가 있는 일이었지만 알츠하이머병 진단을 받은 후 그는 일을 그만두었다. 신경심리 평가에서 기억력은 저하되었지만 정보를 읽고 이해하는 데 아무런 문제가 없었다. 말콤 씨는 이 지역에서 일하기를 열망했으며, 우울하거나 불안하지 않았고 현재의 기능에 대해 잘 이해했다. 인지재활을 시작하기 전에는 책을 전혀 읽지 않았다. 우리가 설정한 목표는 매일 5분씩 책을 읽는 것이었다. 눈에 띄는 곳에 책을 두어서 (시각 단서) 독서를 쉽게 시작할 수 있게 하였다. 말콤 씨의 부인은 매일 정해진 시간에 책을 읽을 수 있도록 말콤 씨를 격려했다. 중재가 끝난 후 말콤 씨는 매일 5분 이상 독서를 하였다. [그림 9-1]은 말콤 씨와 그의 작업 치료사가 달성한 목표 달성 등급이다. 치료사는 말콤 씨가 목표를 충분히 달성했다고 평가했다. 이에 반해, 말콤 씨의 성취도와 만족도는 치료사의 평가보다 낮았는데, 말콤 씨는 자신의 실제 활동이 원래 설정했던 목표에 미치지 못했다고 평가한 것이다. 아마도 자기 자신에 대한 기대가 높아졌기 때문인 듯하다. 그는 처음 목표로 했던 5분보다 더 오랜 시간 동안 독서에 열중했다. 그러면서 자신을 평가할 때 이 목표를 향해 점진적으로 발전하고 있다고 생각했다.

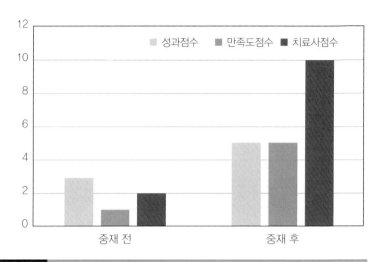

[그림 9-1] 목표 달성 점수-말콤

구체적 전략의 적용

　　제8장에서 설명한 바와 같이, 일단 목표를 설정했으면 중재에서 중점을 두는 부분을 다루기 위해 실행 가능하고 효과적인 전략 중에서 선택한다. 다음에 소개할 두 가지 예는 목표 중심의 중재를 고안하는 과정이다.

　68세인 에블린 씨는 이전에 가게를 운영하였다. 에블린 씨와 남편이 받은 중재는 질문을 반복해서 하지 않고, 대안을 찾는 데 초점을 두었다. 그 이유는 평가 과정에서 질문을 반복해서 한 행동으로 인해 둘 사이에 긴장과 논쟁이 생긴다는 사실을 알게 되었기 때문이다(Clare et al., 2000). [그림 9-2a]는 에블린 씨를 위해 설정한 목표이며, [그림 9-2b]는 요약한 결과이다. 중재 후, 에블린 씨

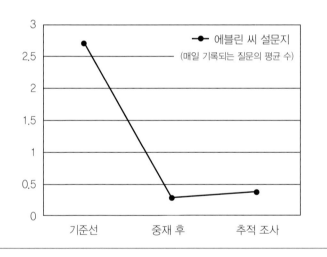

(a) 목표의 설정과 이행
- 영역: 남편과의 긴장과 논쟁(가족 관계)
- 구체적 사안: 하루 중 반복된 질문(기억력 문제)으로 인한 긴장감
- 목표: 남편에게 물어보는 대신 달력으로 오늘이 며칠인지 찾기
- 기준선: 하루에 약 세 번 질문하기(남편이 기록)
- 기대하는 결과
  - 전부 달성: 정기적으로 달력을 사용하고 하루 걸러 한 번만 묻기
  - 부분 달성: 대부분의 시간에 달력을 사용하고 하루에 한 번만 묻기
- 중재: 달력 사용을 가르치기 위해 보존된 절차기억 능력 구축(특정 기술-자극 및 소거)

(b) 중재 결과

[그림 9-2] 목표 설정 및 구현-에블린

는 충분히 목표를 달성하였다. 중재 직후와 3개월 후 추적 조사 결과를 보면, 그녀는 달력을 보고 날짜를 읽을 수 있었다. 에블린 씨의 남편은 아주 간단한 중재 덕분에 상황이 '100% 더 좋아졌다'라

고 말했다. 에블린 씨와 그녀의 남편은 문제를 해결하였을 뿐 아니라 해결 방법 중심의 접근법을 배움으로써 이 접근 방법을 새로운 상황에도 적용할 수 있었다. 에블린 씨의 세탁기가 고장나 새 기계를 설치했을 때, 그녀는 자신이 새로운 세탁기를 사용하는 방법을 배울 수 없다고 생각했다. 그러나 그녀와 남편이 서로 대화를 나눈 후에, 남편은 그녀가 따라 할 수 있을 정도의 간단한 점검 목록을 작성하여 기계가 있는 곳의 벽에 붙여 두었다. 에블린 씨는 간단한 지시에 따라 기계를 사용할 수 있게 되었지만 나아가 그녀 스스로 기계를 사용하는 지시 사항을 개선하기를 원했다. 결국 남편이 만든 목록을 그녀가 작성한 목록으로 대체할 수 있었다.

은퇴한 건축업자 앨런 씨는 72세로, 누이와 함께 살고 있었다. 그는 기억력 저하로 많은 어려움을 겪고 있었지만(Clare et al., 1999, 2000), 그 외에 다른 인지기능은 모두 정상이었다. 앨런 씨와

(a) 목표 확인 및 이행
- 영역: 사회 활동에 계속 참여할 수 있도록 자신감을 유지할 필요가 있음(활동 참여)
- 구체적 사안: 다른 집단 구성원의 이름을 기억하여 곤란한 상황 피하기(기억력 문제)
- 목표: 주요 집단 구성원의 이름 기억하기
- 기준선: 최소한 20%의 수에 해당하는 집단 회원의 이름을 정확하게 기억하기
- 기대하는 결과
  - 전체 달성: 90% 이상의 집단 구성원의 이름을 정확히 기억
  - 부분 달성: 50% 이상의 집단 구성원의 이름을 정확히 기억
- 중재: 남은 명시기억을 기반으로 해서 오류 없는 학습 원칙(특정 기술-기억 전략, 점진적단서소실, 시간차회상)을 이용해 사진으로 이름을 기억할 수 있도록 하고, 집단에서 일반화해 적용함

(b) 앨런 씨가 목표를 달성하는 데 도움이 되는 전략 결합: 중재 계획

배울 항목	사진, 말한 이름 Caroline
연상	토론 및 합의 Caroline을 curl로
학습 시도	점진적단서소실 이름 나머지 부분을 채울 수 있습니까?
그 외	
강화	시간차회상 사진 떠올리기 30초, 1분, 2분, 5분, 10분 후 시험
시험	자유 회상 시험

(c) 중재 결과

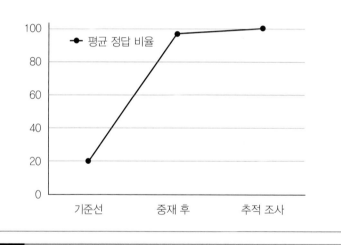

[그림 9-3] **목표 설정 및 구현-앨런**

그의 누이와 이야기해 보니, 사회 활동을 그만두어야 할지도 모른다는 걱정을 하고 있었다. 앨런 씨는 이름을 기억할 수 없는 것이

당황스러웠다. 비교적 수줍음이 많은 편임에도, 그는 모임에서 특정한 역할을 맡는 것이 좋았다. 그가 실내 볼링 클럽에서 하고 싶은 역할은 차례가 되었을 때 그 사람의 이름을 부르는 것이었는데, 이름을 기억하기 어려워지면서 그 역할을 계속할 수 없음을 느꼈다. 그 때문에 모임에 참석하는 게 꺼려졌다. 그러나 모임에 나가지 않게 되면 그는 집에서만 지내게 되고 누이가 그의 유일한 이야기 상대가 될 것이다. 따라서 모임에 참석할 수 있도록 하기 위해, 저자는 사진을 이용해 앨런 씨가 클럽 회원들의 이름을 기억하도록 격려했다. [그림 9-3a]는 앨런 씨를 위해 설정한 목표를 보여주며, [그림 9-3b]는 목표를 달성하기 위해 선택한 전략과 이를 조합하여 사용하는 방법을 제시하였다. [그림 9-3c]는 그 결과를 요약하였다. 중재 직후와 9개월 후 추적 조사에서, 앨런 씨는 클럽 회원들의 이름을 거의 100% 정확하게 기억했고, 이후에도 집에서 꾸준히 연습했다. 그 후 집에서 연습을 중단하고 클럽에서 직접 이름을 기억하도록 하였는데 그 상태로 약 1년 동안 안정적으로 유지되었다. 이후 3년이 지나면서 약 50%의 이름을 기억할 수 있었다. 그러나 이 정도로 기억하는 것도 처음 중재를 시작할 때보다는 20% 잘 기억하는 것이다. 그는 다시 정확히 이름을 기억할 수 있도록 사진을 이용해 정기적으로 연습하기로 계획했다. 그는 클럽 활동에 꾸준히 참가했는데, 이 활동을 통해 많은 즐거움을 느꼈고, 그의 누이 역시 안심할 수 있었다.

에블린 씨의 경우, 그녀가 자신의 달력을 사용하는 습관을 가질 수 있도록 격려하기 위해 촉진법과 소실법이라는 중재 전략을 이용했다. 이에 반해, 앨런 씨는 자신의 목표를 달성하기 위해 몇 가지 전략을 결합하여 활용했다. 그는 한 번에 이름들을 배우고, 간단한 기억 전략을 확인하며, 점진적단서소실법을 활용해 사진을 제시할 때 점점 더 많은 이름이 생각날 수 있도록 했다. 그 후에 예행연습의 범위를 넓혀 사진을 제시하는 간격을 점차 늘린 후 이름을 기억하도록 격려했다. 또한 그는 사진을 이용해 집에서 이름을 외우는 것을 연습했다. 현실적인 이유 때문에 학습 회기는 클럽이 아닌 앨런 씨의 자택에서 이루어졌지만 새로운 학습은 실제 클럽에서 하는 것이 중요했다. 따라서 앨런 씨가 얼굴-이름 연상을 할 수 있게 되자 필자는 앨런 씨와 클럽에 수차례 동행하여 앨런 씨가 각 사진과 사람을 대조하고 그 사람의 이름을 떠올리도록 했다.

다음은 Susannah Cole 등이 필자와 함께 여섯 명의 초기 알츠하이머병 환자를 대상으로 목표 지향적 중재를 시행한 예시다. 개인 재활 목표 달성의 진척도를 평가할 때 목표 달성 척도 절차(Malec, 1999)의 수정판을 사용했다. 중재를 하기 전의 기능 수준을 기준으로 참가자들에게 5점 척도로 진척도를 평가하도록 하였는데, 0점은 전혀 개선되지 않은 것, 2점은 50%의 목표 달성, 4점은 100 % 목표 달성을 나타낸다. 각 참가자에게는 주어진 목표와 관련하여 50%와 100%의 향상을 이루는 요소를 구체적으로 나타낼 수 있도록 하였다. 기억력이 저하된 경우, 약간의 노력과 적절한 지원이 뒷받침되면 실제 상황에서 기억력이 어느 정도로 개선될 수 있는지 조사했다. 각 회기마다 평가를 함으로써, 중재 과정의 진척 상황을 제시하였다. 최종 회기의 등급은 평가의 주요한 결과 지표로 사용하였다. 각 개인의 목표는 모두 다르지만 목표 달성 평가 과정은 비교할 수 있으므로 참가자 간의 목표 달성이 얼마나 차이가 나

〈표 9-1〉참가자 설명

측정수치	엘리자베스	나이젤	켄	프랜시스	리처드	노라
연령 (세)	75	73	79	75	68	61
교육	중등	중등	중등	학위자	중등	학위자
직업	사무직	관리자	언론	교수	사업	공무원
MMSE (최대 30)	27	28	24	23	26	23
QoL-AD (최대 52)	29	37	31	45	34	40
HADS 불안 (최대 21)	7	5	3	6	10	5
HADS 우울증 (최대 21)	3	3	4	2	4	7
IADL (최대 14)	8	8	3	5	6	5

*MMSE: 간이정신상태검사(Folstein et al., 1975). 점수가 높을수록 인지기능이 높다.
*QoL-AD: 알츠하이머병 환자의 삶의 질 검사(Logsdon et al., 1999). 점수가 높을수록 삶의 질이 높다.
*HADS: 병원불안-우울척도(Snaith & Zigmond, 1994). 점수가 높을수록 불안이나 우울증 수준이 높다.
*IADL: 일상생활능력의 도구 수행기능척도(Lawton & Brody, 1969). 점수가 높을수록 독립성이 높다.

는지 알 수 있다. 〈표 9-1〉은 참가자 여섯 명에 대한 간단한 정보를 보여 준다. 참가자가 어떤 목표를 선택하고, 그 목표를 어떻게 해결하였는지 간략히 제시한다.

엘리자베스

엘리자베스 씨는 매일 일어나는 중요한 일을 기억하고 싶어 했다. 중재를 할 때 엘리자베스 씨의 기억 일기를 만들어, 엘리자베스 씨가 하루에 일어나는 사건을 되짚어 볼 수 있도록 했다. 매일 저녁 그녀는 기억 일기를 보면서 그날의 활동을 살펴보고 자신이 모든 과제를 완수했는지 확인했다. 목표는 다음과 같이 정의했다.

- 달성: 항상 중요한 메시지와 활동을 기억한다.
- 부분 달성: 항상 중요한 메시지를 관리한다.
- 성취되지 않음: 중요한 메시지와 활동을 잊는다.

엘리자베스 씨는 기억 일기를 즐겨 활용하였고 그녀의 일상생활에 관한 정보를 자세하게 작성했다. 각 페이지는 그날의 활동과 약속과 관련된 부분, 메시지나 기타 정보, 구체적 문제로 구분하였다. 엘리자베스 씨는 기록하는 것이 습관이 되었고, 각 페이지에 포함된 기록은 6주간 서서히 늘어났다. 6주가 지나자 엘리자베스 씨는 부분적으로 목표를 달성했다고 느꼈고, 이 습관을 계속 이어 가는 것이 유용하다고 생각했다. 간혹 기억하지 못할 때도 있었다. 그럼에도 엘리자베스 씨는 앞으로도 기억 일기를 사용하고 싶었고, 자세한 정보를 작성할 수 있는 큰 기억 일기로 정보를 옮기기로 했다.

나이젤

- 목표 1: 나이젤 씨는 자신에게 중요한 의미를 지니는 특정 사실과 사건을 기억하고 싶었다. 주위의 도움을 받아 중요한 정보를 정리한 책을 만들었고 필요할 때 참조할 수 있었다. 각 페이지마다 친구, 가족, 휴일과 같은 하나의 주제에 대한 정보를 적고, 텍스트뿐만 아니라 사진과 그림도 넣었다. 이 행동

이 나이젤 씨의 습관이 될 때까지 필요할 때마다 이 책을 참고하도록 나이젤 씨를 격려하였다.

- **목표 2**: 나이젤 씨는 안경을 자주 잃어버렸는데, 나이젤 씨의 두 번째 목표는 안경이 어디 있는지 지속적으로 관리하는 일이었다. 안경을 보관할 장소를 지정하고, 습관이 잘 확립될 때까지 항상 이 특정 위치에 안경을 보관하도록 했다.

켄

- **목표 1**: 켄 씨는 날짜를 알고, 낮 동안 일어났던 일을 순서대로 기억하고 싶었다. 일기에 매일의 활동을 구체적으로 기록하기 위해 노트를 사용하기로 했다. 그는 아침에 신문을 읽은 후 노트에 날짜를 기록했고, 아내와 함께 그날 계획을 검토함으로써 그날 할 일을 점검하였다. 그는 이 정보를 하루 종일 참고할 수 있는 일기로 옮겨 적었다. 아내는 그에게 그날 있었던 일을 단순히 설명해 주지 않았고, 그가 직접 기록하도록 일기 쓰기를 권했다.
- **목표 2**: 켄 씨는 자신의 삶과 직업에서 글쓰기가 매우 중요했지만, 알츠하이머병을 진단받은 이후 글을 쓰지 않았다. 그의 두 번째 목표는 다시 글을 쓰는 것이다. 첫 번째 목표인 일기 쓰기를 활용해, 일기를 적는 노트에 자신의 경험에 대해 기록하도록 하였다. 매주마다 그는 하루에 얼마나 글을 쓸지 목표 시간을 정했다. 중재를 받으면서, 그가 글을 쓰는 시간은 하루 5분에서 30분으로 점차 늘었다.

프랜시스

- **목표 1**: 프랜시스 씨는 안경을 잃어버릴 때 그녀 스스로 안경을 찾고 싶었다. 이 문제는 안경을 두는 곳으로 책장의 특정 장소를 지정함으로써 해결되었다. 프랜시스 씨의 남편은 그 행동이 그녀의 습관이 되도록 안경을 같은 장소에 두고 거기에서 찾도록 그녀를 격려했다.
- **목표 2**: 프랜시스 씨의 남편에 대한 의존도가 심해질수록 프랜시스 씨와 남편 모두 힘들어졌다. 따라서 그녀의 두 번째 목표는 그녀가 독립적으로 생활할 수 있도록 하는 것이었다. 기존에 노트에 기록하던 전략을 개선해 보다 체계적이고 상세하게 기록하도록 함으로써 해결하였다. 매일 새로운 페이지에 활동 계획과 완료할 과제를 기록하였다. 과제와 활동을 완수하면 노트에 체크하였다. 프랜시스 씨가 규칙적으로 또는 필요할 때 노트를 참고하도록, 그녀의 남편은 그녀를 격려하였다.

리처드

- **목표 1**: 리처드 씨는 남의 도움 없이 스스로 약을 복용하고 싶었다. 그는 알약 상자를 구해 약을 관리했고, 처음에는 아내에게 복용 시간을 알려 달라고 부탁했다. 알약 상자의 날짜를 확인함으로써 그가 약을 복용했는지 여부를 알 수 있게 했다.
- **목표 2**: 두 번째로, 리처드 씨는 날짜를 알고 싶었다. 이 문제

를 해결하기 위해 일기에 날짜를 구체적으로 기록하도록 했다. 리처드 씨는 치료사의 도움을 받아 일기에 날짜를 규칙적으로 기록하였다. 습관이 잘 확립될 때까지 그의 아내도 그를 지속적으로 격려했다.

노라

• 목표 1: 노라 씨는 매일의 날짜와 계획을 알고 싶었다. 그녀는 남편과 함께 구체적으로 일기를 썼다. 매일 아침 그녀는 남편과 함께 날짜를 확인하고 일기장에 계획을 작성했다. 자기 전에는 그날을 되돌아보고 모든 계획을 완수했는지 확인했다. 그녀는 하루 종일 일기를 참고했고 추가 정보와 메시지는 일기에 기록했다.
• 목표 2: 두 번째로, 안경을 어디에 두었는지 알고 싶었다. 기억 장소를 지정하고, 이 위치는 남편이 시간 간격을 두고 알려 주는 시간차회상 훈련을 통해 학습했다.

[그림 9-4]는 최종 회기 이후 참가자들이 중재 목표에 대한 자신의 진척도를 어떻게 평가했는지 보여 준다. 전체 11개 목표 중 8개는 완전히, 3개는 부분적으로 달성된 것으로 평가되었고(50%), 전체 평균 목표 달성 정도는 80%이다. 목표는 개인적이고 개별적이며, 목표 달성을 위해 참가자의 필요, 선호도, 상황에 따라 다양한 전략을 적용하였다. 목표를 설정하는 과정과 목표 지향적인 중재 과정을 자세히 살펴본 결과, 필자는 이 접근 방식을 포괄적인 중재

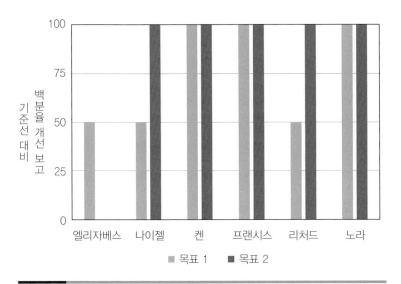

[그림 9-4] 중재 후 개인 재활 목표 달성 결과

계획에 어떻게 통합시킬지 알아보고자 한다.

포괄적 중재 계획의 개발

인지재활중재에 지름길은 없다. 이 접근 방식의 요
점은 각 개인의 특정한 요구를 충족시킬 수 있도록 각 개인에 대한
계획을 조정해야 한다는 것이다. 포괄적 중재 계획의 목표는 개인
맞춤형 접근법의 개발 및 성공 가능성의 극대화를 위해 근거와 지
침, 개인적 요구 사항의 구체적 형식을 작성하는 것이다. 그러므
로 임상 중재의 가능한 형식을 개략적으로 설명할 때에는, 유용하
게 다룰 수 있는 부분과 구성요소의 관점에서 생각하는 것이 가장

효과적일 것이다. 목표 지향 접근법과 특정한 기억 재활 전략이 인지재활중재의 핵심적인 내용이고, 대부분의 인지재활중재에서 이를 포함하지만, 이게 전부는 아니다. 예를 들어, 신경심리학적 측면에서 볼 때, 다양한 기억 전략을 사용하면 각 개인에 따라 그 상황에서 가장 유용한 전략을 찾고, 여러 상황에 맞게 적용하는 법을 배울 수 있다. 주의력과 집중력 등의 다른 인지 영역을 지원하는 것이 유용할 수도 있다.

인지재활 과정에는 개인, 가족 또는 다른 간병인의 참여도 포함된다. 이 과정에서 거의 필연적으로 정서적 문제가 표면화된다. 인지재활은 상실, 분노, 좌절, 불안과 같은 환자의 감정적 반응에 초점을 두고 개인의 가족 시스템이나 그보다 넓은 인간 관계망에 미치는 영향을 고려하는 한편, 기억이나 다른 인지 영역의 저하로 인해 겪는 어려움을 해결하기 위한 구체적인 전략을 찾아야 한다. 재활 과정 동안 지속적으로 환자의 감정적 반응을 논의해야 하며, 사회적 상황에서 겪는 지나친 불안이나 당혹감처럼 중재나 개인의 일상적인 기능에 영향을 줄 만한 구체적 사안에 대해서는 각별한 주의가 필요하다. 이것은 또한 치매가 진행하는 과정에서 당사자와 가족을 지원하기 위한 토대가 되는 좋은 협력 관계를 구축할 수 있는 기회이기도 하다. 기분과 감정에 대처하는 수단을 구체화하는 것은 다음 장에서 논의하겠다.

인지재활은 개인 맞춤형 접근 방식이지만 개인에게만 초점이 맞춰져 있지는 않다. 그보다는 치매환자를 가족관계와 사회적 상황 속에서 바라본다. 가족 간병인과 주요 부양자의 요구와 기대를 고려하는 것은 다음의 이유들 때문이다. 첫째, 이것이 치매환자에게 영향을 미치고, 둘째, 중재의 성공 또는 실패를 좌지우지할 가능성이 있으며, 셋째, 간병인의 행복은 그 자체로서 중요하기 때문이다. 따라서 재활 목표와 관련 전략을 인지하는 것뿐만 아니라 다른 인지적 요구와 감정적 반응을 고려하고, 가능하다면 간병인이 재활에 참여하는 것이 의미가 있다.

인지재활은 각 개인의 특수한 상황에 맞게 적용해야 하고, 단 하나의 정확한 접근 방식이나 방법은 없다는 점을 강조하고 싶다. 우리가 중재 연구에 사용한 체계적이고 융통성 있는 프로토콜을 예로 제시했다. 이 프로토콜을 개발한 목적은 개인의 특수성을 인정하면서도 참가자의 결과를 대조군의 결과와 비교할 수 있는 구조를 제공하기 위함이다.

이 프로토콜은 초기 알츠하이머병 환자를 위해 개발된 인지재활의 효과를 분석하기 위해 고안되었다. 참가자는 자신의 집에서 심리학자나 작업 치료사의 치료를 받았다. 중재 후 결과는 장애의 개선 여부를 중점적으로 분석하였다.

일차적 결과 평가는 개인의 재활 목표, 중재 시 연상 학습 과제의 수행, 삶의 질에 대한 참가자의 자기평가에 대한 변화 여부이다.

인지재활 회기는 8주 동안 매주 1시간 회기로 진행되므로 각 참가자는 총 8회의 치료 회기를 받을 수 있다. 회기가 없을 때는 집에서 연습한다. 각 참가자의 중재 목표는 다음과 같다.

• 현재 어려움을 겪고 있거나 개선이 필요하다고 느끼는 부분을 반영해 일상생활에 관련된 한두 가지의 개인적 재활 목표를 파악하여 작업한다. 목표는 하루 중 의미 있는 사건을 기

억하거나, 중요한 개인적 효과를 기록하거나, 달력이나 기억 칠판과 같은 기억보조도구를 사용하는 방법을 배우거나, 개인적으로 관련 있는 정보를 습득하고 유지하는 등의 전략을 개발하고 사용하는 것이다. 일단 목표를 정하면, 이를 다룰 수 있는 개별 접근 방식을 고안한다. 개인적인 재활 목표를 정하고 목표를 실행할 수 있는 계획을 수립하기 위해 참가자는 1~2회기 사이의 일주일 동안 기억 일기를 작성해야 한다. 일기는 일상적으로 발생하는 기억력 문제와 관련된 25개 문장으로 구성한다(예: 어떤 물건을 놓은 장소를 잊어버리는 것). 참가자는 7일 동안 매일 얼마나 자주 문제가 발생했는지 각 진술 옆에 표시해야 한다.

- 치료자는 참가자의 기억보조도구 사용과 실제적인 대응 전략을 검토하고 이를 좀 더 효율적으로 사용하기 위한 방안을 모색하고 필요시 새로운 보조도구나 전략을 고려한다.

- 새로운 연상과 정보를 배우기 위한 기술을 소개하고, 실습을 제공하며, 개인의 선호 전략을 확인하고, 일상생활에서 이 전략을 폭넓게 적용하도록 장려한다. 사용한 전략은 단순한 언어 및 시각적 기억 전략, 의미 상술, 점진적단서소실과 앞쪽 단서 주기, 시간차회상이다. 이러한 전략들은 일상생활과 관련된 새로운 학습/재학습(예: 얼굴-이름 연상)을 사용하여 제시한다. 가능하다면 가족이나 친구들의 사진과 같이 개인에게 유의미한 자극을 사용한다.

- 수행 기능이 저하된 사람들을 위한 재활 방법을 이용함으로써, 정보를 처리하는 동안 주의력과 집중력을 유지하도록 연

습시킨다(Levine et al., 2000).

- 스트레스와 불안에 대처하기 위해 현재 사용하는 대응 전략을 조사한다. 이 중에서 환자에게 몇 가지 방법을 제안하고 환자가 간단한 이완 기법을 활용해 적절히 연습할 수 있도록 격려한다(Suhr et al., 1999).

참가자의 배우자나 다른 가족 또는 간병인을 각 회기를 15분 남겨 두고 부른다. 이 15분 동안은 회기 내용을 검토하고, 다음 회기를 준비하기 위해 환자가 가정에서 연습하는 것에 동의를 받고, 개인적 재활 목표의 달성을 용이하게 하는 방법을 함께 논의한다.

개인별 서면 요약서는 각 회기가 끝날 때 받게 되는데, 재활 과정 중 다뤘던 부분들과 사용했던 특정 기술을 자세히 기록한 문서이다. 이 요약서에는 다음 회기 전에 집에서 하는 연습에 대한 구체적인 내용도 기록한다. 중재가 끝나면 참가자와 간병인에게 유인물을 나눠 주는데, 그 유인물에 포함된 내용은 그동안 했던 작업 내용의 요약, 참가자의 선호 전략의 세부 내용, 일상생활에서 광범위하게 적용할 수 있는 방법 등이다.

엘리자베스 씨는 앞에서 설명한 바와 같이 목표를 달성하였는데, 중재 프로토콜의 간이 6회짜리 회기에 참여했다. 중재에 앞서 2년간 기억력이 의미 있게 저하된 것을 경험했다. 간이정신상태검사 점수가 27점으로 높았음에도 불구하고 자세한 신경심리검사를 받았고, 그 결과, 단어 찾기의 어려움, 전반적인 인지 저하와 함께 심각한 기억력 저하를 보였다. 엘리자베스 씨는 삶의 질이 상당히 나쁘다고 느꼈고 경미한 불안감과 함께 간간이 우울감을 느겼다. 일상생활에서는 적당히 독립적이고 여전히 차를 운전할 수 있었다. 엘리자베스 씨는 일상적인 일을 기억하겠다는 목표를 부분적으로 달성했을 뿐 아니라 중재의 모든 면에서 적절한 반응을 보였다. 엘리자베스 씨는 기억 전략을 특히 좋아했는데, 처음에는 그녀도 각 얼굴의 고유한 특징을 찾고 얼굴과 이름을 연관 지어 연상하는 것을 많이 어려워했다. 그녀는 매일 4회 또는 5회씩 과제를 열정적으로 연습했다. 언어적 기억 전략이나 의미 상술을 이용해 그 사람을 연상시키는 문장을 만드는 방법을 선호했다. 그녀가 시각적 이미지를 만드는 것에 어려움을 느꼈기 때문에, 시각적 기억 전략보다 언어적 기억 전략을 사용하도록 했다. 엘리자베스 씨는 카드놀이와 운전을 하면서 집중할 수 있었고 매일 적어도 신문한 부는 읽을 수 있다고 느꼈기 때문에 주의력이나 집중력은 문제가 없다고 생각했다. 주의 집중 과제를 잘 수행했으며 시간의 압박을 느낄 때도 이러한 성과를 잘 유지할 수 있었다. 그녀가 가벼운 불안을 느낄 때, 중재 요소 중 이완기법을 적용했고, 이는 효과적이었다. 중재를 시작할 때, 엘리자베스 씨는 다소 무관심하고 우울해 보였고, 어쨌든 중재는 실패할 것이므로 많은 노력을 기울일 이유가 없다고 말했다. 기억 전략을 사용하여 이름과 얼굴을 기억할 수 있게 되면서 그녀의 태도는 달라졌다. 그녀는 연상에서 즐거움을 느끼기 시작했고 재치 있게 만들 수도 있었다. 중재가 끝나자 엘리자베스 씨는 자신의 어려움에 대해 긍정적으로 느끼고 있으며 이를 보완할 수 있는 방법을 배웠다고 말했다.

결론

　　개인적 목표의 설정은 인지재활의 핵심이며, 일상생활과 관련된 문제를 협력해서 해결하는 데 주안점을 둔다. 이 장에서는 초기 치매환자가 개인적 목표를 설정할 수 있고, 목표를 달성하기 위해 효과적인 중재를 고안하고, 여러 방법과 전략을 사용할 수 있음을 설명했다. 치매가 진행되면서 목표는 바뀔 수 있지만 원칙은 같으며, 궁극적으로 환자가 행복해질 수 있는 목표를 찾아야한다. 초기 치매환자의 중재는 남은 기억 기능을 더 확실히 유지하기 위한 기술 소개, 기억보조도구와 실천 전략 구현, 관심과 집중개선, 불안을 해소하고 긴장 완화와 극복 방법을 찾는 데 중점을 둔다. 가족 구성원이나 간병인이 참여하면 회기가 끝난 후에도 성과가 진전되고 광범위하게 적용될 수 있다. 정서적 행복과 인간관계는 인지재활의 포괄적 접근법의 중심 가치이며, 다음에 나올 마지막 장에서는 이 부분을 다룬다.

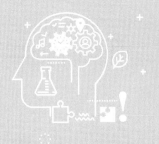

치매의 신경심리재활을 위한
전인적인 접근

이 장에서는 치매환자들을 위한 전인적인 신경심리재활 접근법을 설명한다. 정신치료적이고 구조적인 관점에서 중재를 고려해 본다. 서비스와 정책적 상황을 간략히 논의하고, 치료 결과를 평가하는 방법도 제시한다. 이 장에서는 인지재활의 효과에 대해 현재까지 나온 증거를 요약하고, 이 접근법이 발전해 가야 할 몇 가지 방향을 제시한다.

신경심리재활을 통해 중재의 일반적인 체계를 세우고 특정 문제를 해결하기 위한 수단을 제공할 수 있다. 하나의 일반적인 체계로서 신경심리재활은 환자의 인지손상을 이해하고 인지하는 데 중요한 생물심리사회적 개념화를 돕는다. 예를 들어, 환자와 보호자에게 설명과 조언을 하여 그들이 겪고 있는 어렵고 고통스러운 경험을 이해하도록 도울 수 있다. 반면, 특정 문제들은 치매환자들을 위해 고안된 방법이나 뇌 손상이나 기타 인지장애가 있는 사람들을 위한 방법을 사용하여 해결될 수 있다. 신경심리재활의 두 가지 측면을 실제 구현하는 방식은 개인의 필요와 치매의 중증도에 따라 차이가 있다.

인지신경심리 이론모델을 통해 손상되거나 보존된 기능의 특징적 패턴을 확인할 수 있고, 학습 이론에서 파생된 실험적·임상적 증거들은 적절한 중재 방법을 개발하기 위한 토대가 된다. 이 모델은 행동적 접근을 위한 굳건한 기반이 된다(B. A. Wilson, Herbert, & Shiel, 2003). 그러나 Prigatano(1997)는 행동적 접근뿐 아니라 동시에 환자의 경험 세계와 손상에 대한 정서적 반응을 함께 고려하는 것이 필요하다고 주장한다. 따라서 그는 기능의 인지적·정서적·동기부여적 측면의 복잡한 상호관계를 이해하면서 함께 통합하는 방식인 전인적인 접근을 주장했다(Prigatano, 1997, 1999b). 이 접근은 알츠하이머병 인지재활에도 똑같이 적용될 수 있으며, 제2장에서 개략적으로 설명한 생물심리사회적 구조와 장애 모델과도 직접적으로 관련이 있다. 제3장과 제4장에서 논의했던 것처럼, 알츠하이머병 인지재활에서는 효과적인 전략을 개발하고 개인과 가족 간병인의 적응과 행복을 증진하기 위하여 환자의 주관적 경험, 대처 방식, 그리고 현재의 인식 수준에 대해 이해하는 것이 필요하다. 중재 과정에 간병인을 참여시키는 것이 필수적이며, 중재에 영향을 줄 수 있는 가족 및 부부 관계의 주제는 신중히 다루어야 한다.

치매의 신경심리적 재활모델을 개발할 때에는 개인의 신경심리적 특성뿐만 아니라 다양한 요인을 고려해야 한다. 치매의 신경심리재활은 Prigatano(1999b)가 정립한 뇌 손상 재활의 '전인적인' 접근법과 개념이 유사한 정신치료적 구조를 기반으로 하는 것이 가장 유용할 것이다. 환자의 정서적 반응을 인정하고, 기존의 자원을 기반으로 한 대처 전략을 확인해야 한다. 마찬가지로, 구조적인 관점을 취하고 그 사람의 지원과 부양 상황을 이해하는 것이 유용하다. 대부분의 경우에서, 재활이 효과적이기 위해서는 간병인은 꼭 필요한 협력자이다. 더 넓은 범위로는 노화 자체와 노화가 재활의 목표와 과정에 영향을 미치는 방식(Crossley, 출판 중), 치매를 이해하는 문화적 · 종교적 · 언어적 다양성(Downs, Clare, & Mackenzie, 2006)을 모두 고려해야 한다.

정신치료적 · 구조적 관점

알츠하이머병 환자를 위한 정신치료 접근법은 아직 발전 초기 단계에 있기 때문에, 정신치료적 맥락에서의 재활은 앞으로 더욱 정교해질 필요가 있다(Cheston, 1998). 알츠하이머병의 기존 정신치료 보고서, 인지재활중재를 통해 얻은 경험, 뇌 손상과 같은 다른 분야의 연구에서 얻은 아이디어는 이런 재활치료의 기초가 될 것이다.

Prigatano(1997, 1999a)는 기존에 정해진 모델로 인지장애가 있는 사람에게 필요한 부분을 설명하는 것보다는 그 사람의 현상학적 세계에 들어가 그의 관점에서 시작해야 한다고 강조한다. 치료 목적에는 심리적 발달을 촉진하는 것, 적절한 결정을 할 수 있게 해 주는 것, 적응력 있는 대처를 하게 하는 것이 포함된다. Cicerone(1991)은 재활 중 자신의 상황에 대한 생각을 표현하는 것이 중요함을 강조한다. 인지행동 접근법에서는 불안 관리, 파국

반응 관리, 우울증 감소를 강조한다(Thompson, Wagner, Zeiss, & Gallagher, 1990). 자아감과 정체성 유지는 알츠하이머병 초기 단계인 사람들을 위한 중재의 핵심 요소이며, 인지재활의 맥락에서 중요한 의미가 있다. Sutton과 Cheston(1997)은 서술적 접근이 알츠하이머병 환자들에게 공감적인 관계가 형성된 분위기 속에서 자신의 이야기를 하고 자신에게 일어나는 일의 의미를 탐색할 수 있게 해 준다고 주장했다. 후기 치매환자를 대상으로 인지재활을 하려면 개인과 가족 구성원뿐만 아니라 치료팀까지 고려해야 하므로 시스템의 작동에 대한 각별한 주의와 기술이 필요하다(Camp, 2001).

물론 환자들이 어떻게 상황에 적응하고 조절해 나가는지에 대한 고려도 해야 하지만, 노인환자들의 요구에 맞게 치료적 패러다임을 적용해야 한다는 개념은 초기 치매환자에서 의미가 있다(Laidlaw, Thompson, Dick-Smith, & Gallagher-Thompson, 2003). 인지장애가 있는 사람이 대상일 때에는, 치료의 구조적 요인에 세심한 주의를 기울여야 하고 유연성은 필수적이다(Hausman, 1992). 치료자의 목표는 환자가 가장 효과적인 방법으로 배우도록 돕는 것이다. 환자의 기억장애는 충분한 치료 횟수, 핵심 주제의 반복과 정교화, 개념과 자료의 단순화, 서면 요약서 제공, 배우자나 중요한 다른 사람의 개입 등을 통하여 어느 정도 완화될 수 있다(Koder, 1998). 또한 치료자의 동작, 표정, 목소리 톤을 통해서 풍부한 상호작용이 가능해질 수 있다. 치료자는 치료 대상과 치료적인 동맹을 형성할 수 있고(K. O'Brien & Prigatano, 1991), 걷기(Lewis, 1991a)나 재활의 목표(Prigatano, 1999b)를 위한 활동에 함께 참여하면서 치료 대상과 토론을 할 수도 있다. 명확한 정보를 제공해 주는 것이 중요한 사람도 있겠지만, 치료자는 환자가 어느 정도 수준에서 정보를 알고 싶어 하는지 표현하는 것에 세심한 주의를 기울여야 한다(Husband, 1999).

뇌 손상 재활과 마찬가지로, 치료자가 환자의 인식 어려움의 본질을 이해하고 이에 적절하게 대응하는 것이 도움이 된다. Langer 와 Padrone(1992)은 어떤 사람의 '알고 있지 않음'은 다차원적인 일이므로, '알고 있음'과 '알지 못함'이 동시에 일어날 수 있다고 한다. 이런 관점에서 치료자는 '알고 있지 않음'을 정보(지식 기반), 암묵적 지식(신경학적), 통합적(심리적) 요소로 구분하여 이해한다면, 각기 다르게 표현되는 것에 적절하게 대응할 수 있다. 다시 한 번 강조하면, Lewis(1991b)는 상황에 대한 명시적 지식을 갖추는 역량을 발달시키도록 돕는 것이 뇌 손상 재활의 주요 목표라고 하였다.

초기 알츠하이머병 환자들은 자기유지 방식을 취하는 경향이 있기 때문에 그들에 대한 인지재활치료 접근의 목표는 환자들이 자신이 처한 상황의 의미와 영향을 탐색하는 것이 안전하다고 느끼고, 실제적인 어려움을 말하는 것이 도움이 될 수도 있다는 느낌이 들도록 신뢰를 형성하고 마음을 열게 하는 것이다. 자기적응 방식을 취하는 경향이 있는 사람들은 통합되지 못하는 것과 유기에 대한 두려움, 부끄러움, 상실, 분노 및 자살 사고와 같은 정서적인 문제에 더 집중할 가능성이 있다. 치료의 목적은 희망과 절망 사이에서 균형을 찾고, 투지력을 키우도록 돕는 것이다. 이런 것들은 목표가 뚜렷한 실제적인 중재에서 가능한 접근들이다.

이렇게 정신치료적 관점에서 접근하는 치매의 재활은 젊은 뇌 손상 환자를 위한 중재와는 다를 수밖에 없다. 초기 알츠하이머병 환자가 자신의 문제에 직면하여 인식을 높여야 한다는 의견이 있지만(Green et al., 1993), 많은 임상의는 이 견해를 지지하지 않는다. 물론 자기적응 방식을 가진 일부 개인은 자신의 행동을 모니터하고 오류를 찾아서 수정하려고 시도할 수 있으며, 치료자가 정확한 피드백으로 이 과정을 도와준다면 그들은 참여하지 않아야 될 상황과 도움이 필요한 상황을 판단하는 데 도움을 받아서 독립성을 유지할 수 있을 것이다. 그러나 다른 환자들에게는 자신의 결함을 알게 하는 것보다 오히려 최소화 같은 전략이 스트레스를 줄여 주고 자신에 대한 위협을 관리하는 적응 방법일 가능성이 높다. 그러므로 환자의 관점과 대처 방식을 이해하고 환자와 가족을 지원하기 위해 협력하는 방법을 찾는 것이 오히려 더 중요하다. 인식이 부족하여 환자에게 인지재활이 도움이 될 것 같지 않을 경우에는 다른 접근법을 탐색할 수 있다. 따라서 인지재활 하나만을 따로 떼어 놓고 생각해서는 안 된다. 임상의는 조기중재에 대한 포괄적이고 재활 중심적인 접근의 한 요소로 이 방법을 고려해야 한다.

이 구조는 기억력이나 보상 전략 사용을 촉진하는 시도를 도입하고, 개인의 필요에 맞는 재활 방법과 접근법을 찾고, 재활 과정에서 발생하는 정서적 반응에 대처하기 위한 기초를 제공해 준다. 앞으로 더 많은 작업을 통해 초기 알츠하이머병 환자들을 위한 이 접근법을 발전시켜 개인과 가족의 정서적 요구에 민감한 인지재활의 정신치료적 모델을 보완해 나갈 것이다.

서비스 맥락

치매환자의 치료는 '사람 중심'으로 이루어져야 한다는 공감대가 형성되고 있다. 즉, 치료는 사람들의 심리적 요구를 충족시키고 인격, 자아감, 사회적 가치를 확인하게 해 주는 것을 목표로 해야 한다(Brooker, 2004). 이 책에서 다룬 재활 접근법은 사람 중심의 치료에 기여할 수 있다. 이 접근은 함께 작업하는 협력관계를 바탕으로 개인의 목표, 욕구, 선호도를 토대로 가족관계뿐 아니라 거기에서 확장된 사회관계를 고려하여 개개인에 맞는 중재전략을 선택한다. 이러한 방식은 다른 방식들에 비해 전문적인 치료와 서비스 환경에 더 쉽게 맞춰질 수 있을 것이다.

그렇다면 신경심리재활에 관한 근거와 관행을 치매환자 서비스에 어떻게 통합할 수 있을까? 필자는 세 가지 근본적인 쟁점이 있다고 생각한다. 첫째, 무언가를 할 수 있고 시도해 볼 가치가 있다는 믿음이 필요하다. 둘째, 우리가 말하고자 하는 것이 고정되고 수동적인 중재 방식이 아니라 상황을 생각하면서 접근해 가는 일련의 원칙이라는 것에 대한 이해가 필요하다. 셋째로, 이와 관련된 융통성 있는 의지가 필요하다. 앞선 세 가지 조건이 충족되면 심리학자, 작업 치료사, 그 외 보건 전문가가 자신의 분야에서 일하는 동시에 다른 직군들과 필요한 기술을 공유할 수 있는 재활 접근 방식을 개발할 수 있다.

치매 치료에 종사하는 많은 사람들은 치매환자들을 지원하는 새로운 방법을 찾아서 환자들에게 적용하기를 원하고 있다. 언젠가는 전문가가 필요하게 되겠지만, 우선은 추가 인력 없이 치매 치료 종사자들의 기존 활동의 초점을 재정립해서 재활의 원칙을 폭넓게 적용할 수 있다. 이는 기억력 클리닉이나 전문평가센터, 지역사회기반 서비스나 병원 환경, 가정 간병 서비스를 모두 포함하여 넓은 범위에 적용할 수 있다. 재활 원칙을 바탕으로 환자의 자립을 고무하는지도 고려해야 한다. 예를 들어, 인지재활 요소를 환자가 주도하는 자립 활동에 통합할 수도 있다(Pratt et al., 2005).

기억력 클리닉은 원래 중재에는 거의 중점을 두지 않고 진단에만 집중하는 경향이 있었다. 그러나 많은 기억력 클리닉 의료진들은 중재와 지원을 자신들의 임무의 중요한 부분으로 여긴다. 의료진들은 진단을 내린 후 치료를 받아야 할 정도까지 장애가 커지도록 기다리지 않고, 현재 반복 평가에 전념하던 시간을 재활 접근으로 일부 대체하거나, 약물치료 효과를 반복적으로 평가하던 시간으로 통합시킬 수 있다. 지역사회기반 정신건강 지원 서비스는 시간과 자원의 제약을 받기는 하지만, 보통 명확한 치료 목표를 찾아서 해결해 주려고 하기 때문에 이런 면에서 재활 접근법과 밀접한 관련이 있다. 병원은 회복을 촉진하고 독립성 회복을 돕기 위해 재활 접근법을 채택할 수 있다. 마찬가지로, 재활 접근법은 주간/가정 간병 환경에서 간병의 핵심 요소를 제공해 줄 수도 있다. 중등도에서 중증 치매환자에게 세대 간 교류 프로그램과 몬테소리 기반의 주간/가정 간병(Orsulic-Jeras, Judge, & Camp, 2000) 프로그램 같은 혁신적인 중재안을 제공해 줄 수 있고, Bird(2000)는 치매환자의 문제행동을 해결하는 데 인지재활법을 적용하기도 하였다.

임상에서는 신경심리재활 방법과 기술을 치매환자의 개별적인 중재에 폭넓게 적용하고 있다. 그러나 개별적인 목표와 일반화된 목표가 유지된다는 전제하에 개별적 중재에 관련된 원칙들을 그룹중재에 통합시킬 경우, 치매환자 개인에게 도움이 되면서 동시에 사회적인 접촉을 증가시킬 수 있는 기회가 제공될 수 있다(Scott & Clare, 2003).

성과 평가

　　　　치매환자의 재활은 주로 환자와 그 지원자나 간병인의 행복 증진을 위해 그들의 상황에 맞는 활동과 상호작용에 참여하도록 하는 데 초점을 두는 경향이 있다. 대개 근본적인 장애를 줄이는 것이 주요 목표는 아니다. 그 대신, 초과 장애를 포함하여 활동과 참여 제한을 완화하는 데 주로 중점을 둔다. 그러나 결과를 측정할 때에는, 종종 중재를 통해 바뀌길 바라는 장애 수준의 영역을 명확한 중재의 대상으로 정해야 하며, 효과의 판단 기준으로 신경심리검사 점수의 변화를 이용할 수 있어야 한다. 신경심리검사 점수를 성과 척도로 사용할 경우, 일반화된 개선을 기대하지 말고, 장애에서 비롯된 모든 변화의 영향을 기록하여(Gray & della Sala, 2004) 중재에서 표적으로 삼은 특정 영역에서 관찰되는 행동 변화를 평가할 수 있어야 한다. 또한 반복 검사의 효과도 고려해야 한다. 리버메드 행동기억검사(Rivermead Behavioral Memory Test; B. A. Wilson, Cockburn, & Baddeley, 2003)나 일상생활주의집중검사(Test of Everyday Attention; Robertson et al., 1994)와 같은 객관적 검사를 병행하는 것이 가장 좋다.

성과 평가는 중재의 목표에 따라 정해질 것이며, 주요 결과는 목표로 하는 중재 영역과 관련하여 설정해야 한다. 제9장에서 논의한 간단한 목표 달성 척도 절차는 개별 재활 목표의 성과를 평가할 때 사용할 수 있다. 개별화된 측정은 과제와 목표에 관련해 개발될 수 있다. 예를 들어, 이름 기억이 목표라면 중재 전과 중재 후의 이름에 대한 평가 결과를 비교해 볼 수 있다. 일기를 사용하는 등의 행동 변화가 목표라면 정보 제공 평가가 가장 유용하다. 중재 후 기분과 삶의 질에 대한 인식의 변화는 기분과 삶의 질에 대한 표준화된 척도로 평가하여 파악할 수 있다.

그룹 차원에서 결과를 생각해야 할 경우, 치료 전/후 평가와 장기간 추적 관찰이 필요하다. 단일 사례 데이터를 제시하는 것이 목표라면, 측정을 반복하여 시간 경과에 따른 명확한 변화 궤적을 제시할 수 있도록 각 회기별 데이터를 반드시 수집해야 한다. 중재를 설계할 때에는 중재로 인한 변화를 명확하게 식별할 수 있도록 신중하게 해야 한다. Kazdin(1982, 1984)은 단일 사례 연구 디자인을 검토하였고, 여기에서 나온 많은 사례를 앞 장에서 설명하였다.

임상신경심리사나 인지재활 분야에 종사하는 사람들은 실제 임상에서 이 접근법의 효과에 관한 증거를 수집하기에 적합하다. 인지재활은 목표 지향적이기 때문에 정기적인 성과 평가가 이루어진다. 몇 가지 표준화된 성과 지표를 추가하는 것만으로도 의미가 있을 것이다. 이를 통해 임상의는 중재의 성공 여부에 대해 즉각적으로 수치화된 결과를 받을 수 있고, 사례 데이터를 수집하고 발표함으로써 중재의 효과에 대한 유용한 근거를 제공할 수 있다.

현재의 근거

이전 장에서는 기억 기능이나 보완적 행동 개발을 촉진하는 데 도움이 되는 여러 가지 구체적인 방법을 강조했다. 여기에는 촉진법과 소실법, 시간차회상, 기억이나 상술 전략, 통제처리가 포함된다. 필자는 정신치료 체계 내에서 이루어지는 포괄적 중재 계획의 일부로서 개인적이고 개별화된 재활 목적을 달성하는 데에 성공 가능성을 최대한 높이기 위해 이런 방법들을 적용할 수 있다고 주장해 왔다.

초기 알츠하이머병 환자를 위한 인지기반 중재 중 몇 가지는 의미 있는 근거가 나오고 있다. 현재까지 진료지침은 인지기반 중재(G. W. Small et al., 1997)의 가능성에 거의 관심을 기울이지 않았지만, 의료진들이 이 책에 제시한 유용한 결과를 치매 치료에 반영하는 방향으로 변화할 필요가 있다. 인지재활의 적용에 대해서는 이론이나 경험적으로 도출한 강력한 근거가 있으며, 개인적으로 의미 있고 그들 삶에 관련이 있는 목표를 설정하여 개인 맞춤형으로 설계되어 사람 중심의 돌봄 방식을 기반으로 한 접근이 가장 도움이 된다고 입증되었다. 이것은 아마도 알츠하이머병이 아닌 다른 형태의 치매환자에게도 똑같이 적용될 수 있을 것이다. 그러나 초기 알츠하이머병에서도 기억 재활의 한계가 있다는 것은 인정해야 한다(Bäckman, 1992). 개선 수준이 일반적으로 보통이었다는 것이 대부분의 근거에서 나타났다. 개인차는 상당한 편이다. 어떤 사람들은 질병의 초기 단계에서도 중재의 효과가 없었지만, 중등도 이상으로 진행된 환자에서 인식이 호전되는 등 상당히 효과가 있기도 했다. 따라서 개인의 현상학적 경험을 이해해야 하고 그에 따라 중재 목표를 세우는 것이 중요하다.

　현재 기억 재활이 알츠하이머병의 진행을 중단시키거나 완치시키는 등의 장기적인 이점이 있다는 증거는 없다. 질병의 진행 속도를 늦출 수 있을 뿐이다. 그럼에도 불구하고, 이것은 알츠하이머병과 같은 퇴행성 질병에서는 분명 가치 있는 목표이다. De Vreese 등의 문헌고찰(2001)에서는 초기 치매환자를 위한 개별적인 기억 재활의 효과를 뒷받침하는 확실한 근거가 있다고 결론 지었고, 또 다른 문헌고찰에서는 기억력 치료를 '가능성 있는 효과적인 치료'(Gatz et al., 1998)라고 하였다. 그러나 어떤 체계적 고찰(Clare, Woods et al., 2003)에서는 무작위 대조군을 사용한 개별화되고 목표 지향적인 인지재활 연구가 아직 없었기 때문에 현재까지는 근거가 제한적이라고 하였다. 또한 중재에 대한 환자의 반응이 다양하기 때문에, 개개인의 결과에 영향을 미치는 요인에 대한 설명이 필요하다. 따라서 현재 이 접근법은 단일 사례 연구와 대조군 연구에서 나온 증거를 토대로만 평가할 수 있다. 이 연구들은 초기 치매환자들이 적절한 지원을 받는다면, 개인적으로 관련이 있는 중요한 정보를 학습/재학습할 수 있고, 시간이 지나도 이 효과가 유지될 수 있으며, 일상에서도 적용할 수 있다는 것을 보여주었다. 또한 그들은 일상생활에서 기능을 유지하거나 향상시킬 수 있도록 기억보조도구 같은 보상 전략도 개발할 수 있다. 따라서 조심스럽긴 하지만 이런 증거들을 긍정적으로 해석할 수 있다.

향후 방향

현재까지 인지재활에 대해 나온 근거들은 우리가 뭔가 해낼 수 있다는 믿음을 가지기에 충분하다. 인지재활은 기억과 인지기능의 문제를 없애 주지는 않지만 삶의 질에 상당한 영향을 줄 수 있으며, 사회 참여와 행복을 유지하는 데 도움을 줄 수 있다.

치매와 같은 퇴행성 질병이 있는 사람에게 신경심리재활법을 적용한 것은 비교적 최근의 일이며, 여기에는 향후 연구에서 다루어야 할 몇 가지 쟁점들이 있다. 치매환자들을 위한 인지재활치료의 질과 적합성을 향상시킬 수 있는 방법들은 매우 많다. 개념적인 면에서 인지재활은 현실지남력 훈련이나 기억 훈련과 같은 다른 접근법과 구별되어야 한다. 생물학적 · 행동적 수준의 변화가 진행되는 것에 대한 이해를 통하여 손상과 장애에 명확하게 초점을 맞출 수 있고, 동시에 결과 지표를 더욱 잘 선정할 수 있으며, 진행 속도 완화나 질병 예방 가능성에 대한 통찰력을 가질 수 있다. 실용적인 면에서는, 특정 목표를 달성하는 데 도움이 되는 방법과 기법에 대한 지식을 꾸준히 습득해야 한다. 또한 강도와 기간, 지속적인 제공, 결과에 영향을 미치는 요인 등 성공적인 중재의 지표를 명확히 파악하면, 적절한 대상을 선정하여 적합한 방법을 개발하고 적용하는 데 도움이 될 것이다. 이와 더불어, 신경심리재활은 진정한 생물심리사회적 관점을 반영하고 사람 중심의 치료 목표와 가치를 갖고 퇴행성 질병이 있는 사람들을 지원한다는 일관된 접근 방식으로 지속해야 할 것이다. 이와 관련하여 인지재활의 '전인적인' 체계를 치매환자들의 정서적 요구와 반응을 충족시키고, 사회구조 안에서 그들을 바라보는 방향으로 발전시키는 것이 중요하다. 초기 치매환자들을 위하여 '환자' 중심의 계획, 자립, 지역사회 자원 동원을 강력히 추진해야 한다.

결론

국제 치매환자 지지 및 지원 단체(Dementia Advocacy and Support Network International) 이사이며 은퇴한 사회학 교수이자 알츠하이머병 환자인 Morris Friedell이 한 연설에서 치매환자 재활의 가치를 옹호하는 발언을 하였다(Friedell, 2003, 2005). 다음은 그가 1997년 자신의 상황을 묘사한 글이다.

> 알츠하이머병 진단을 받았을 때…… 의도한 바는 아니지만 재활에 대해 공부하게 되었다. 신경과학자나 심리학자들은 그것에 대해서 언급하지도 않았고, 알츠하이머병 환자의 재활에 관한 책도 없었으며, 재활기관에서는 그들을 받아 주지 않기 때문에 나는 할 수 있는 것이 아무것도 없다고 생각했다. 그러나 내가 사회학 연구자였을 때 다음을 배웠다. 즉, 아무도 하지 않는다고 해서 할 수 없다는 의미는 아니다…….
>
> Friedell(2006)

그 이후로 많은 성과가 있었다. 치매환자를 대상으로 인지재활의 적절한 개념이 정립되기 시작했고, 점점 더 많은 유용한 증거들이 나오게 되었다. 우선, 무작위 대조군 연구가 진행되었다. 치매 인지재활에 대한 첫 번째 저서가 2001년에 출판되었다(Clare & Woods, 2001). 수많은 발표와 교육 워크숍이 개최되었고, 전세계의 임상의와 연구자들이 이 접근법에 대한 관심을 가졌다.

Friedell은 독창적인 재활 접근법을 개발하였고, 여기에 많은 이점이 있다는 것을 발견했다.

> 나는 재활이 환자의 삶의 질에 강력한 영향을 미칠 수 있고, 환자의 손상된 부분을 회복될 수 있게 해 주며, 그 회복된 상태를 수년간 유지할 수 있게 해 준다고 믿는다. 우리에게 필요한 것은 값비싼 기관이 아니라 너무 복잡하지 않은 몇 가지 개념, 좋은 친구나 심리 치료사의 지원, 그리고 희망과 노력이다.
>
> Friedell(2006)

인지재활을 적용할 때, 우리는 복잡하지 않은 여러 개념과 방법을 이미 사용하고 있으며, 치매환자를 가장 잘 지원할 수 있는 방법에 대한 우리의 이해 역시 변하고 있다. 이 같은 사실은 치매환자를 돕기 위한 방법으로 인지재활이 가지고 있는 잠재력을 키울 수 있는 강력한 원동력이 된다.

기존의 근거들은 치매환자를 위한 인지재활을 더욱 발전시킬 수 있는 토대가 된다. 이러한 접근 방식을 통해 각 개인의 요구와 상황을 고려할 수 있고, 이에 맞게 적절한 목표와 방법을 선택하고 적용하며, 광범위한 심리사회 중재에 통합될 수 있도록 희망적인 방향을 제시할 수 있다. 치매환자들이 인지재활을 시행함으로써 얻을 수 있는 것들에 대한 긍정적인 근거들이 분명히 존재한다. 앞으로의 연구는 반드시 치매환자들과 그들의 가족을 보다 효과적으로 지원하기 위해 이 접근법을 개선하고 발전시키는 방향으로 이뤄져야 할 것이다.

참고문헌

Aalten, P., van Valen, E., Clare, L., Kenny, G., & Verhey, F. (2005).
Awareness in dementia: A review of clinical correlates. *Aging and Mental Health*, 9, 414–422.

Abrahams, J. P., & Camp, C. J. (1993). Maintenance and generalisation of object naming training in anomia associated with degenerative dementia. *Clinical Gerontologist, 12*, 57–72.

Agnew, S. K., & Morris, R. G. (1998). The heterogeneity of anosognosia for memory impairment in Alzheimer's disease: A review of the literature and a proposed model. *Aging and Mental Health, 2*, 7–19.

Alladi, S., Arnold, R., Mitchell, J., Nestor, P. J., & Hodges, J. R. (2006). Mild cognitive impairment: Applicability of research criteria in a memory clinic and characterisation of cognitive profile. *Psychological Medicine, 36*, 507–515.

Allan, K. (2001). *Communication and consultation: Exploring ways for staff to involve people with dementia in developing services*. Bristol: The

Policy Press.

Allen, C. (2000). *Allen Cognitive Level Screen* (4th ed.). Ormond Beach, FL: Allen Cognitive Levels.

American Psychiatric Association. (1995). *Diagnostic and statistical manual of mental disorders IV*. Washington, DC: American Psychiatric Association.

Anderson, S. W., & Tranel, D. (1989). Awareness of disease states following cerebral infarction, dementia and head trauma: Standardised assessment. *The Clinical Neuropsychologist, 3*, 327–339.

Andrén, S., & Elmståhl, S. (2005). Family caregivers' subjective experiences of satisfaction in dementia care: Aspects of burden, subjective health and sense of coherence. *Scandinavian Journal of Caring Sciences, 19*, 157–168.

Aneshensel, C. S., Pearlin, L. I., Mullan, J. T., Zarit, S. H., & Whitlatch, C. J. (1995). *Profiles in caregiving: The unexpected career*. San Diego, CA: Academic Press.

Arkin, S. M. (2001). Alzheimer rehabilitation by students: Interventions and outcomes. *Neuropsychological Rehabilitation, 11*, 273–317.

Auchus, A. P., Goldstein, F. C., Green, J., & Green, R. C. (1994). Unawareness of cognitive impairments in Alzheimer's disease. *Neuropsychiatry, Neuropsychology and Behavioral Neurology, 7*, 25–29.

Bäckman, L. (1992). Memory training and memory improvement in Alzheimer's disease: Rules and exceptions. *Acta Neurologica Scandinavica*, (Suppl. 139), 84–89.

Bäckman, L. (1996). Utilizing compensatory task conditions for episodic memory in Alzheimer's disease. *Acta Neurologica Scandinavica*, (Suppl. 165), 109–113.

Bäckman, L., & Herlitz, A. (1996). Knowledge and memory in Alzheimer's disease: A relationship that exists. In R. G. Morris (Ed.), *The cognitive neuropsychology of Alzheimer-type dementia*. Oxford: Oxford

University Press.

Bäckman, L., Josephsson, S., Herlitz, A., Stigsdotter, A., & Viitanen, M. (1991). The generalisability of training gains in dementia: Effects of an imagery-based mnemonic on face-name retention duration. *Psychology and Aging, 6*, 489-492.

Baddeley, A. (1995). Working memory. In M. S. Gazzaniga (Ed.), *The cognitive neurosciences* (pp. 755-764). Cambridge, MA: MIT Press.

Baddeley, A. (2000). The episodic buffer: A new component of working memory? *Trends in Cognitive Sciences, 4*, 417-423.

Baddeley, A. D., Bressi, S., Della Sala, S., Logie, R., & Spinnler, H. (1991). The decline of working memory in Alzheimer's disease. *Brain, 114*, 2521-2542.

Baddeley, A. D., Emslie, H., & Nimmo-Smith, I. (1992). *Speed and capacity of language processing*. Bury St Edmunds: Thames Valley Test Company.

Baddeley, A. D., Emslie, H., & Nimmo-Smith, I. (1994). *Doors and People: A test of visual and verbal recall and recognition*. Bury St Edmunds: Thames Valley Test Company.

Baddeley, A. D., & Wilson, B. A. (1994). When implicit learning fails: Amnesia and the problem of error elimination. *Neuropsychologia, 32*, 53-68.

Ball, K., Berch, D. B., Helmers, K. F., Jobe, J. B., Leveck, M. D., Marsiske, M., et al. (2002). Effects of cognitive training interventions with older adults: A randomized controlled trial. *Journal of the American Medical Association, 288*, 2271-2281.

Bamford, C. (2001). Consulting older people with dementia: The value of different approaches. In C. Murphy, J. Killick, & K. Allan (Eds.), *Hearing the user's voice: Encouraging people with dementia to reflect on their experiences of services*. Stirling: Dementia Services Development Centre, University of Stirling.

Bamford, C., Lamont, S., Eccles, M., Robinson, L., May, C., & Bond, J. (2004). Disclosing a diagnosis of dementia: A systematic review. *International Journal of Geriatric Psychiatry, 19*, 151-169.

Baruch, J., Downs, M., Baldwin, C., & Bruce, E. (2004). A case study in the use of technology to reassure and support a person with dementia. *Dementia, 3*, 372-377.

Bauer, R. M., Tobias, B., & Valenstein, E. (1993). Amnesic disorders. In K. M. Heilman & E. Valenstein (Eds.), *Clinical neuropsychology* (3rd ed.). New York: Oxford University Press.

Beaumont, J. G., & Kenealy, P. M. (2005). Incidence and prevalence of the vegetative and minimally conscious states. *Neuropsychological Rehabilitation, 15*, 184-189.

Beck, C., Heacock, P., Mercer, S., Thatcher, R., & Sparkman, C. (1988). The impact of cognitive skills remediation training on persons with Alzheimer's disease or mixed dementia. *Journal of Geriatric Psychiatry, 21*, 73-88.

Becker, J. T., Lopez, O. L., & Butters, M. A. (1996). Episodic memory: Differential patterns of breakdown. In R. G. Morris (Ed.), *The cognitive neuropsychology of Alzheimer-type dementia*. Oxford: Oxford University Press.

Bender, M., Bauckham, P., & Norris, A. (1998). *The therapeutic purposes of reminiscence*. London: Sage.

Bernhardt, T., Maurer, K., & Frölich, L. (2002). Der Einfluss eines alltagsbezogenen kognitiven Trainings auf die Aufmerksamkeits- und Gedaechtnisleistung von Personen mit Demenz [Influence of a memory training programme on attention and memory performance of patients with dementia]. *Zeitschrift fuer Gerontologie und Geriatrie, 35*, 32-38.

Bieliauskas, L. A. (1996). Practical approaches to ecological validity of neuropsychological measures in the elderly. In R. J. Sbordone & C. J.

Long (Eds.), *Ecological validity of neuropsychological testing*. Delray Beach, FL: GR Press/St Lucie Press.

Bird, M. (2001). Behavioural difficulties and cued recall of adaptive behaviour in dementia: Experimental and clinical evidence. *Neuropsychological Rehabilitation, 11*, 357-375.

Bird, M., & Kinsella, G. (1996). Long-term cued recall of tasks in senile dementia. *Psychology and Aging, 11*, 45-56.

Bird, M., & Luszcz, M. (1991). Encoding specificity, depth of processing, and cued recall in Alzheimer's disease. *Journal of Clinical and Experimental Neuropsychology, 13*, 508-520.

Bird, M., & Luszcz, M. (1993). Enhancing memory performance in Alzheimer's disease: Acquisition assistance and cue effectiveness. *Journal of Clinical and Experimental Neuropsychology, 15*, 921-932.

Bird, M. (2000). Psychosocial rehabilitation for problems arising from cognitive deficits in dementia. In R. D. Hill, L. Bäckman, & A. S. Neely (Eds.), *Cognitive rehabilitation in old age*. Oxford: Oxford University Press.

Bjørneby, S., Topo, P., Cahill, S., Begley, E., Jones, K., Hagen, I., et al. (2004). Ethical considerations in the ENABLE project. *Dementia, 3*, 297-312.

Blacker, D., Albert, M. S., Bassett, S. S., Go, R. C. P., Harrell, L. E., & Folstein, M. F. (1994). Reliability and validity of NINCDS-ADRDA criteria for Alzheimer's disease. *Archives of Neurology, 51*, 1198-1204.

Bleathman, C., & Morton, I. (1994). Psychological treatments. In A. Burns & R. Levy (Eds.), *Dementia*. London: Chapman & Hall.

Bond, J., Coleman, P. G., & Peace, S. (1993). *Ageing in society* (2nd ed.). London: Sage.

Bourgeois, M. S. (1990). Enhancing conversation skills in patients with Alzheimer's disease using a prosthetic memory aid. *Journal of Applied Behavior Analysis, 23*, 29-42.

Bourgeois, M. S. (1991). Communication treatment for adults with dementia. *Journal of Speech and Hearing Research, 34*, 831-844.

Bourgeois, M. S. (1992). Evaluating memory wallets in conversations with persons with dementia. *Journal of Speech and Hearing Research, 35* (December), 1344-1357.

Bourgeois, M. S., Schulz, R., Burgio, L. D., & Beach, S. (2002). Skills training for spouses of patients with Alzheimer's disease: Outcomes of an intervention study. *Journal of Clinical Geropsychology, 8*, 53-73.

Bozeat, S., Patterson, K., & Hodges, J. R. (2004). Relearning object use in semantic dementia. *Neuropsychological Rehabilitation, 14*, 351-363.

Bradley, J. M., & Cafferty, T. P. (2001). Attachment among older adults: Current issues and directions for future research. *Attachment and Human Development, 3*, 200-221.

Brandt, J., & Rich, J. B. (1995). Memory disorders in the dementias. In A. D. Baddeley, B. A. Wilson, & F. N. Watts (Eds.), *Handbook of memory disorders*. Chichester: John Wiley & Sons Ltd.

Bråne, G., Karlsson, I., Kihlgren, M., & Norberg, A. (1989). Integrity-promoting care of demented nursing home patients: Psychological and biochemical changes. *International Journal of Geriatric Psychiatry, 4*, 165-172.

Brayne, C. (1994). How common are cognitive impairment and dementia? An epidemiological viewpoint. In F. A. Huppert, C. Brayne, & D. W. O'Connor (Eds.), *Dementia and normal aging*. Cambridge: Cambridge University Press.

Breuil, V., de Rotrou, J., Forette, F., Tortrat, D., Ganasia-Ganem, A., Frambourt, A., et al. (1994). Cognitive stimulation of patients with dementia: Preliminary results. *International Journal of Geriatric Psychiatry, 9*, 211-217.

Bright, P., & Kopelman, M. D. (2004). Remote memory in Alzheimer's disease. In R. G. Morris & J. T. Becker (Eds.), *Cognitive neuropsychology of*

Alzheimer's disease (2nd ed.). Oxford: Oxford University Press.

Brinkman, S. D., Smith, R. C., Meyer, J. S., Vroulis, G., Shaw, T., Gordon, J., et al. (1982). Lecithin and memory training in suspected Alzheimer's disease. *Journals of Gerontology, 37*, 4-9.

Brodaty, H. (1992). Carers: Training informal carers. In T. Arie (Ed.), *Recent advances in psychogeriatrics* (Vol. 2). London: Churchill Livingstone.

Brodaty, H., Green, A., & Koschera, A. (2003). Meta-analysis of psychosocial interventions for caregivers of people with dementia. *Journal of the American Geriatrics Society, 51*, 657-664.

Brodaty, H., & Gresham, M. (1989). Effect of a training programme to reduce stress in carers of patients with dementia. *British Medical Journal, 299*, 1375-1379.

Brooker, D. (2004). What is person-centred care in dementia? *Reviews in Clinical Gerontology, 13*, 215-222.

Browne, C. J., & Shlosberg, E. (2005). Attachment behaviours and parent fixation in people with dementia: The role of cognitive functioning and pre-morbid attachment style. *Aging and Mental Health, 9*, 153-161.

Burgess, I. S., Wearden, J. H., Cox, T., & Rae, M. (1992). Operant conditioning with subjects suffering from dementia. *Behavioural Psychotherapy, 20*, 219-237.

Butti, G., Buzzelli, S., Fiori, M., & Giaquinto, S. (1998). Observations on mentally impaired elderly patients treated with THINKable, a computerized cognitive remediation program. *Archives of Gerontology and Geriatrics*, (Suppl. 6), 49-56.

Cahn-Weiner, D. A., Malloy, P. F., Rebok, G. W., & Ott, B. R. (2003). Results of a randomised placebo-controlled study of memory training for mildly impaired Alzheimer's disease patients. *Applied Neuropsychology, 10*, 215-223.

Camp, C. J. (1989). Facilitation of new learning in Alzheimer's disease. In

G. Gilmore, P. Whitehouse, & M. Wykle (Eds.), *Memory and aging: Theory, research and practice*. New York: Springer.

Camp, C. J. (2001). From efficacy to effectiveness to diffusion: Making the transitions in dementia intervention research [Special issue]. *Neuropsychological Rehabilitation, 11*, 495-517.

Camp, C. J., Bird, M. J., & Cherry, K. E. (2000). Retrieval strategies as a rehabilitation aid for cognitive loss in pathological aging. In R. D. Hill, L. Bäckman, & A. S. Neely (Eds.), *Cognitive rehabilitation in old age*. Oxford: Oxford University Press.

Camp, C. J., Judge, K. S., Bye, C., Fox, K., Bowden, J., Bell, M., et al. (1997). An intergenerational program for persons with dementia using Montessori methods. *The Gerontologist, 37*, 688-692.

Camp, C. J., & Nasser, E. H. (2003). Psychological and nonpharmacological aspects of agitation and behavioral disorders in dementia: Assessment, intervention, and challenges to providing care. In P. A. Lichtenberg, D. L. Murman, & A. M. Mellow (Eds.), *Handbook of dementia*. Hoboken, NJ: John Wiley & Sons, Inc.

Camp, C. J., & Stevens, A. B. (1990). Spaced retrieval: A memory intervention for dementia of the Alzheimer's type (DAT). *Clinical Gerontologist, 10*, 58-61.

Caplan, B., & Shechter, J. (1987). Denial and depression in disabling illness. In B. Caplan (Ed.), *Rehabilitation psychology desk reference*. Rockville, MD: Aspen.

Cavanaugh, J. C., Dunn, N. J., Mowery, D., Feller, C., Niederehe, G., Fruge, E., et al. (1989). Problem-solving strategies in dementia patient-caregiver dyads. *The Gerontologist, 29*, 156-158.

Cheston, R. (1998). Psychotherapeutic work with people with dementia: A review of the literature. *British Journal of Medical Psychology, 71*, 211-231.

Cheston, R., Jones, K., & Gilliard, J. (2003). Group psychotherapy and people with dementia. *Aging and Mental Health, 7,* 452–461.

Christensen, H., Griffiths, K., MacKinnon, A., & Jacomb, P. (1997). A quantitative review of cognitive deficits in depression and Alzheimer-type dementia. *Journal of the International Neuropsychological Society, 3,* 631–651.

Christensen, H., Kopelman, M. D., Stanhope, N., Lorentz, L., & Owen, P. (1998). Rates of forgetting in Alzheimer dementia. *Neuropsychologia, 36,* 547–557.

Cicerone, K. D. (1991). Psychotherapy after mild traumatic brain injury: Relation to the nature and severity of subjective complaints. *Journal of Head Trauma Rehabilitation, 6,* 30–43.

Clare, L. (2002a). Assessment and intervention in Alzheimer's disease. In A. D. Baddeley, B. A. Wilson, & M. D. Kopelman (Eds.), *Handbook of memory disorders.* Chichester: Wiley.

Clare, L. (2002b). Developing awareness about awareness in early-stage dementia. *Dementia, 1,* 295–312.

Clare, L. (2002c). We'll fight it as long as we can: Coping with the onset of Alzheimer's disease. *Aging and Mental Health, 6,* 139–148.

Clare, L. (2003a). Managing threats to self: Awareness in early-stage Alzheimer's disease. *Social Science and Medicine, 57,* 1017–1029.

Clare, L. (2003b). Rehabilitation for people with dementia. In B. A. Wilson (Ed.), *Neuropsychological rehabilitation: Theory and practice* (pp. 197–215). London: Swets & Zeitlinger.

Clare, L. (2004a). Awareness in early-stage Alzheimer's disease: A review of methods and evidence. *British Journal of Clinical Psychology, 43,* 177–196.

Clare, L. (2004b). The construction of awareness in early-stage Alzheimer's disease: A review of concepts and models. *British Journal of Clinical Psychology, 43,* 155–175.

Clare, L. (2008). Neuropsychological assessment of the older person. In R.

T. Woods & L. Clare (Eds.), *Handbook of the clinical psychology of ageing* (2nd ed.). Chichester: John Wiley & Sons.

Clare, L., Baddeley, A., Moniz-Cook, E. D., & Woods, R. T. (2003). A quiet revolution: Advances in the understanding of dementia. *The Psychologist, 16,* 250-254.

Clare, L., Goater, T., & Woods, R. T. (2006). Illness representations in early-stage dementia: A preliminary investigation. *International Journal of Geriatric Psychiatry, 21,* 761-767.

Clare, L., Marková, I. S., Romero, B., Verhey, F., Wang, M., Woods, R. T., et al. (2006). Awareness and people with early-stage dementia. In B. M. M. Miesen & G. M. M. Jones (Eds.), *Caregiving in dementia: Research and application* (Vol. 4). London: Routledge.

Clare, L., Marková, I. S., Verhey, F., & Kenny, G. (2005). Awareness in dementia: A review of assessment methods and measures. *Aging and Mental Health, 9,* 394-413.

Clare, L., Roth, I., & Pratt, R. (2005). Perceptions of change over time in early-stage Alzheimer's disease: Implications for understanding awareness and coping style. *Dementia, 4,* 487-520.

Clare, L., Rowlands, J., Bruce, E., & Downs, M. (2006, November). Awareness among people with moderate to severe dementia living in residential care. Paper presented at Gerontological Society of America annual conference, Dallas, TX.

Clare, L., Rowlands, J., & Quin, R. (2008). Collective strength: The impact of developing a shared social identity in early-stage dementia. *Dementia.*

Clare, L., & Shakespeare, P. (2004). Negotiating the impact of forgetting: Dimensions of resistance in task-oriented conversations between people with early-stage dementia and their partners. *Dementia, 3,* 211-232.

Clare, L., van Paasschen, J., Evans, S., Parkinson, C., Linden, D., & Woods,

R. T. (2006). Individualised, goal-oriented cognitive rehabilitation in early-stage Alzheimer's disease: Impact on brain activation, task performance and wellbeing [Abstract]. *Journal of the International Neuropsychological Society, 12*(Suppl. S2), 23.

Clare, L., & Wilson, B. A. (1997). *Coping with memory problems: A practical guide for people with memory impairments and their relatives and friends.* Bury St Edmunds: Thames Valley Test Company.

Clare, L., & Wilson, B. A. (2004). Memory rehabilitation for people with early-stage dementia: A single case comparison of four errorless learning methods. *Zeitschrift fuer Gerontopsychologie und-psychiatrie, 17*, 109-117.

Clare, L., Wilson, B. A., Breen, K., & Hodges, J. R. (1999). Errorless learning of face-name associations in early Alzheimer's disease. *Neurocase, 5*, 37-46.

Clare, L., Wilson, B. A., Carter, G., Gosses, A., Breen, K., & Hodges, J. R. (2000). Intervening with everyday memory problems in early Alzheimer's disease: An errorless learning approach. *Journal of Clinical and Experimental Neuropsychology, 22*, 132-146.

Clare, L., Wilson, B. A., Carter, G., & Hodges, J. R. (2003). Cognitive rehabilitation as a component of early intervention in dementia: A single case study. *Aging and Mental Health, 7*, 15-21.

Clare, L., Wilson, B. A., Carter, G., Hodges, J. R., & Adams, M. (2001). Long-term maintenance of treatment gains following a cognitive rehabilitation intervention in early dementia of Alzheimer type: A single case study. *Neuropsychological Rehabilitation, 11*, 477-494.

Clare, L., Wilson, B. A., Carter, G., Roth, I., & Hodges, J. (2002a). Relearning of face-name associations in early-stage Alzheimer's disease. *Neuropsychology, 16*, 538-547.

Clare, L., Wilson, B. A., Carter, G., Roth, I., & Hodges, J. R. (2002b). Assessing awareness in early-stage Alzheimer's disease:

Development and piloting of the Memory Awareness Rating Scale. *Neuropsychological Rehabilitation, 12*, 341-362.

Clare, L., Wilson, B. A., Carter, G., Roth, I., & Hodges, J. R. (2004). Awareness in early-stage Alzheimer's disease: Relationship to outcome of cognitive rehabilitation. *Journal of Clinical and Experimental Neuropsychology, 26*, 215-226.

Clare, L., Woods, B., Moniz-Cook, E. D., Spector, A., & Orrell, M. (2003). Cognitive rehabilitation and cognitive training for early-stage Alzheimer's disease and vascular dementia (Cochrane Review). *The Cochrane Library, Issue 4*. Chichester: John Wiley & Sons Ltd.

Clare, L., & Woods, R. T. (Eds.). (2001). *Cognitive rehabilitation in dementia*. Hove: Psychology Press.

Clare, L., & Woods, R. T. (in press). Cognitive rehabilitation and cognitive training for early-stage Alzheimer's disease and vascular dementia (Cochrane Review). *The Cochrane Library*. Chichester: John Wiley & Sons Ltd.

Clarke, C., Sheppard, L., Fillenbaum, G., Galasko, D., Morris, J., Koss, E., et al., & the CERAD Investigators (1999). Variability in annual Mini-Mental State Examination score in patients with probable Alzheimer disease. *Archives of Neurology, 56*, 857-862.

Cockburn, J., & Keene, J. (2001). Are changes in everyday memory over time in autopsy-confirmed Alzheimer's disease related to changes in reported behaviour? *Neuropsychological Rehabilitation, 11*, 201-217.

Cohen, D. (1991). The subjective experience of Alzheimer's disease: The anatomy of an illness as perceived by patients and families. *The American Journal of Alzheimer's Care and Related Disorders and Research* (May/June), 6-11.

Cohen, D., & Eisdorfer, C. (1986). *The loss of self: A family resource for the care of Alzheimer's disease and related disorders*. New York: W. W. Norton & Company.

Cohen-Mansfield, J., Golander, H., & Arnheim, G. (2000). Self-identity in older persons suffering from dementia: Preliminary results. *Social Science and Medicine, 51*, 381-394.

Cohen-Mansfield, J., Parpura-Gill, A., & Golander, H. (2006). Utilisation of self-identity roles for designing interventions for persons with dementia. *Journal of Gerontology: Psychological Sciences, 61B*, P202-P212.

Coleman, P. G., & O'Hanlon, A. (2008). Ageing and adaptation. In R. T. Woods & L. Clare (Eds.), *Handbook of the clinical psychology of ageing* (2nd ed.). Chichester: John Wiley & Sons Ltd.

Collette, F., & Van der Linden, M. (2004). Executive functions in Alzheimer's disease. In R. G. Morris & J. T. Becker (Eds.), *Cognitive neuropsychology of Alzheimer's disease* (2nd ed.). Oxford: Oxford University Press.

Collins, C. (1992). Carers: Gender and caring for dementia. In T. Arie (Ed.), *Recent advances in psychogeriatrics* (Vol. 2). London: Churchill Livingstone.

Cotrell, V., & Schulz, R. (1993). The perspective of the patient with Alzheimer's disease: A neglected dimension of dementia research. *The Gerontologist, 33*, 205-211.

Cox, S., & Keady, J. (Eds.). (1999). *Younger people with dementia: Planning, practice and development.* London: Jessica Kingsley Publishers.

Craik, F. I., & Lockhart, R. S. (1972). Levels of processing: A framework for memory research. *Journal of Verbal Learning and Verbal Behavior, 11*, 671-684.

Crook, T., Bartus, R. T., Ferris, S. H., Whitehouse, P., Cohen, G. D., & Gershon, S. (1986). Age-associated memory impairment: Proposed diagnostic criteria and measures of clinical change. *Developmental Neuropsychology, 2*, 261-276.

Crossley, M. (2008). Neuropsychological rehabilitation in later life. In R. T. Woods & L. Clare (Eds.), *Handbook of the clinical psychology of ageing* (2nd ed.). Chichester: John Wiley & Sons.

Crossley, M., Hiscock, M., & Foreman, J. B. (2004). Dual-task performance in early-stage dementia: Differential effects for automatised and effortful processing. *Journal of Clinical and Experimental Neuropsychology, 26*, 332-346.

Curtis, E. A., & Dixon, M. S. (2005). Family therapy and systemic practice with older people: Where are we now? *Journal of Family Therapy, 27*, 43-64.

Dalla Barba, G., Parlato, V., Iavarone, A., & Boller, F. (1995). Anosognosia, intrusions and 'frontal' functions in Alzheimer's disease and depression. *Neuropsychologia, 33*, 247-259.

Davis, R. N., Massman, P. J., & Doody, R. S. (2001). Cognitive intervention in Alzheimer disease: A randomized placebo-controlled study. *Alzheimer Disease and Associated Disorders, 15*, 1-9.

De Vreese, L. P., Belloi, L., Iacono, A., Finelli, C., & Neri, M. (1998). Memory training programs in memory complainers: Efficacy on objective and subjective memory functioning. *Archives of Gerontology & Geriatrics, 26*(Suppl. 6), 141-154.

De Vreese, L. P., Neri, M., Fioravanti, M., Belloi, L., & Zanetti, O. (2001). Memory rehabilitation in Alzheimer's disease: A review of progress. *International Journal of Geriatric Psychiatry, 16*, 794-809.

de Vugt, M. E., Stevens, F., Aalten, P., Lousberg, R., Jaspers, N., Winkens, I., et al. (2004). Influence of caregiver management strategies on patient behaviour in dementia. *International Journal of Geriatric Psychiatry, 19*, 85-92.

DeBettignies, B. H., Mahurin, R. K., & Pirozzolo, F. J. (1990). Insight for impairment in independent living skills in Alzheimer's disease and multi-infarct dementia. *Journal of Clinical and Experimental*

Neuropsychology, 12, 355-363.

Delis, D. C., Kaplan, E., Cramer, J. H., & Ober, B. A. (2000). *California Verbal Learning Test*, 2nd UK edition (CVLT-II). London: Harcourt Assessment.

Delis, D. C., Kaplan, E., & Kramer, J. H. (2001). *Delis-Kaplan Executive Function System* (D-KEFS). London: Harcourt Assessment.

Downs, M., Clare, L., & Anderson, E. (2008). Dementia as a biopsychosocial condition: Implications for practice and research In R. T. Woods & L. Clare (Eds.), *Handbook of the clinical psychology of ageing* (2nd ed.). Chichester: John Wiley & Sons Ltd.

Downs, M., Clare, L., & Mackenzie, J. (2006). Understandings of dementia: Explanatory models and their implications for the person with dementia and therapeutic effort. In J. C. Hughes, S. J. Louw, & S. R. Sabat (Eds.), *Dementia: Mind, meaning and the person*. Oxford: Oxford University Press.

Droes, R.-M., Breebaart, E., Ettema, T. P., van Tilburg, W., & Mellenbergh, G. J. (2000). Effect of integrated family support versus day care only on behavior and mood of patients with dementia. *International Psychogeriatrics, 12,* 99-115.

Dunn, J. (2003). Learning of face-name associations using errorless and effortful methods in early-stage dementia. Unpublished D.Clin.Psy thesis, University of London, London.

Dunn, J., & Clare, L. (2007). Learning face-name associations in early-stage dementia: Comparing the effects of errorless learning and effortful processing. *Neuropsychological Rehabilitation*.

Engel, G. L. (1977). The need for a new medical model: A challenge for biomedicine. *Science, 196,* 129-136.

Evans, J. J., Wilson, B. A., Schuri, U., Andrade, J., Baddeley, A., Bruna, O., et al. (2000). A comparison of 'errorless' and 'trial and error' learning methods for teaching individuals with acquired memory deficits.

Neuropsychological Rehabilitation, 10, 67-101.

Farina, E., Fioravanti, R., Chiavari, L., Imbornone, E., Alberoni, M., Pomati, S., et al. (2002). Comparing two programs of cognitive training in Alzheimer's disease: A pilot study. *Acta Neurologica Scandinavica, 105*, 365-371.

Feil, N. (1992). Validation therapy with late-onset dementia populations. In G. M. M. Jones & B. M. L. Miesen (Eds.), *Care-giving in dementia: Research and applications* (Vol. 1). London: Tavistock/Routledge.

Fernández-Ballesteros, R., Zamarrón, M. D., & Tàrraga, L. (2005). Learning potential: A new method for assessing cognitive impairment. *International Psychogeriatrics, 17*, 119-128.

Fernández-Ballesteros, R., Zamarrón, M. D., Tàrraga, L., Moya, R., & Iniguez, J. (2003). Cognitive plasticity in healthy, mild cognitive impairment (MCI) subjects and Alzheimer's disease patients: A research project in Spain. *European Psychologist, 8*, 148-159.

Fisher, L., & Lieberman, M. A. (1994). Alzheimer's disease: The impact of the family on spouses, offspring and inlaws. *Family Process, 33*, 305-325.

Folstein, M. F., Folstein, S. E., & McHugh, P. R. (1975). 'Mini-mental state': A practical method for grading the cognitive state of patients for the clinician. *Journal of Psychiatric Research, 12*, 189-198.

Fortinsky, R. H. (2001). Health care triads and dementia care: Integrative framework and future directions. *Aging and Mental Health, 5*(Suppl. 1), S35-S48.

Fratiglioni, L., Paillard-Borg, S., & Winblad, B. (2004). An active and socially integrated lifestyle in late life might protect against dementia. *Lancet Neurology, 3*, 343-353.

Frattali, C. (2004). An errorless learning approach to treating dysnomia in frontotemporal dementia. *Journal of Medical Speech-Language Pathology, 12*(3), 11-24.

Freeman, E., Clare, L., Savitch, N., Royan, L., Litherland, R., & Lindsay, M. (2005). Improving the accessibility of internet-based information resources for people with dementia: A collaborative approach. *Aging and Mental Health, 9*, 442-448.

Friedell, M. (2002). Awareness: A personal memoir on the declining quality of life in Alzheimer's. *Dementia, 1*, 359-366.

Friedell, M. (2003). Dementia survival - a new vision. *Alzheimer's Care Quarterly* (April/June), 79-84.

Friedell, M. (2005). Tedious no more! In M. Marshall (Ed.), *Perspectives on rehabilitation in dementia*. London: Jessica Kingsley Publishers.

Friedell, M. (2006). Morris Friedell's home page. Retrieved August 7, 2006, from http://members.aol.com/morrisFF

Froggatt, K. A., Downs, M., & Small, N. (2008). Palliative care for people with dementia: Principles, practice and implications. In R. T. Woods & L. Clare (Eds.), *Handbook of the clinical psychology of ageing* (2nd ed.). Chichester: John Wiley & Sons Ltd.

Garrard, P., Patterson, K., & Hodges, J. R. (2004). Semantic processing in Alzheimer's disease. In R. G. Morris & J. T. Becker (Eds.), *Cognitive neuropsychology of Alzheimer's disease* (2nd ed.). Oxford: Oxford University Press.

Gatz, M., Bengtson, V. L., & Blum, M. J. (1990). Caregiving families. In J. E. Birren & K. K. Warner Schaie (Eds.), *Handbook of the psychology of aging* (3rd ed.). San Diego, CA: Academic Press.

Gatz, M., Fiske, A., Fox, L., Kaskie, B., Kasl-Godley, J. E., McCallum, T. J., et al. (1998). Empirically validated psychological treatments for older adults. *Journal of Mental Health and Aging, 4*, 9-45.

George, L. K. (1998). Self and identity in later life: Protecting and enhancing the self. *Journal of Aging and Identity, 3*, 133-152.

Gerber, G. J., Prince, P. N., Snider, H. G., Atchison, K., Dubois, L., & Kilgour, J. A. (1991). Group activity and cognitive improvement among patients with Alzheimer's disease. *Hospital and Community Psychiatry, 42*, 843-845.

Germano, C., & Kinsella, G. J. (2005). Working memory and learning in early Alzheimer's disease. *Neuropyschology Review, 15*, 1-10.

Giacino, J. T., & Kalmar, K. (2005). Diagnostic and prognostic guidelines for the vegetative and minimally conscious states. *Neuropsychological Rehabilitation, 15*, 166-174.

Gilhooly, M. L. M. (1984). The impact of care-giving on care-givers: Factors associated with the psychological well-being of people supporting a dementing relative in the community. *British Journal of Medical Psychology, 57*, 35-44.

Gilleard, C. J. (1992). Carers: Recent research findings. In T. Arie (Ed.), *Recent advances in psychogeriatrics* (Vol. 2). London: Churchill Livingstone.

Gillies, B. A. (2000). A memory like clockwork: Accounts of living through dementia. *Aging and Mental Health, 4*, 366-374.

Glaser, B. G., & Strauss, A. L. (1965). *Awareness of dying*. Chicago: Aldine.

Glisky, E. L. (1998). Differential contribution of frontal and medial temporal lobes to memory: Evidence from focal lesions and normal aging. In N. Raz (Ed.), *The other side of the error term*. Amsterdam: Elsevier.

Glisky, E. L., Schacter, D. L., & Tulving, E. (1986). Learning and retention of computer-related vocabulary in memory impaired patients: Method of vanishing cues. *Journal of Clinical and Experimental Neuropsychology, 8*, 292-312.

Goldsmith, M. (1996). *Hearing the voice of people with dementia: Opportunities and obstacles*. London: Jessica Kingsley Publishers.

Grady, C. L., Intosh, A. R. M., Beig, S., Keightley, M. L., Burian, H., & Black, S. E. (2003). Evidence from functional neuroimaging of a compensatory prefrontal network in Alzheimer's disease. *The Journal of Neuroscience, 23*, 986-993.

Graham, K. S., Patterson, K., Pratt, K. H., & Hodges, J. R. (2001). Can repeated exposure to 'forgotten' vocabulary help alleviate word-finding difficulties in semantic dementia? An illustrative case study. *Neuropsychological Rehabilitation, 11*, 429–454.

Gray, C., & della Sala, S. (2004). Measuring impairment and charting decline in Alzheimer's disease. In R. G. Morris & J. T. Becker (Eds.), *Cognitive neuropsychology of Alzheimer's disease*. Oxford: Oxford University Press.

Green, J., Goldstein, F. C., Sirockman, B. E., & Green, R. C. (1993). Variable awareness of deficits in Alzheimer's disease. *Neuropsychiatry, Neuropsychology and Behavioral Neurology, 6*, 159–165.

Günther, V., Fuchs, D., Schett, P., Meise, U., & Rhomberg, H. P. (1991). Kognitives Training bei organischem Psychosyndrom [Cognitive training in organic psychogeriatric syndromes]. *Deutsche Medizinische Wochenschrift, 116*, 846–851.

Hagberg, B. (1997). The dementias in a psychodynamic perspective. In B. M. L. Miesen & G. M. M. Jones (Eds.), *Care-giving in dementia: Research and applications* (Vol. 2). London: Routledge.

Hanley, I. (1986). Reality orientation in the care of the elderly patient with dementia – three case studies. In I. Hanley & M. Gilhooly (Eds.), *Psychological therapies for the elderly*. Beckenham: Croom Helm.

Hardy, R. M., Oyebode, J., & Clare, L. (2006). Measuring awareness in people with mild to moderate Alzheimer's disease: The development of the Memory Awareness Rating Scale – Adjusted. *Neuropsychological Rehabilitation, 16*, 178–193.

Harman, G., & Clare, L. (2006). Illness representations and lived experience in early-stage dementia. *Qualitative Health Research, 16*, 484–502.

Haslam, C., Gilroy, D., Black, S., & Beesley, T. (2006). How successful is errorless learning in supporting memory for high- and low-level knowledge in dementia? *Neuropsychological Rehabilitation, 16*, 505–

536.

Hausman, C. (1992). Dynamic psychotherapy with elderly demented patients. In G. M. M. Jones & B. M. L. Miesen (Eds.), *Care-giving in dementia: Research and applications* (Vol. 1). London: Tavistock/Routledge.

Heiss, W.-D., Kessler, J., Mielke, R., Szelies, B., & Herholz, K. (1994). Long-term effects of phosphatidylserine, pyritinol, and cognitive training in Alzheimer's disease. *Dementia, 5*, 88-98.

Henderson, J., & Forbat, L. (2002). Relationship-based social policy: Personal and policy constructions of 'care'. *Critical Social Policy, 22*, 669-687.

Herlitz, A., & Viitanen, M. (1991). Semantic organisation and verbal episodic memory in patients with mild and moderate Alzheimer's disease. *Journal of Clinical and Experimental Neuropsychology, 13*, 559-574.

Hettiarachty, P., & Manthorpe, J. (1992). A carer's group for families of patients with dementia. In G. M. M. Jones & B. M. L. Miesen (Eds.), *Care-giving in dementia* (Vol. 1). London: Tavistock/Routledge.

Hill, R. D., Evankovich, K. D., Sheikh, J. I., & Yesavage, J. A. (1987). Imagery mnemonic training in a patient with primary degenerative dementia. *Psychology and Aging, 2*, 204-205.

Hirsch, C. R., & Mouratoglou, V. M. (1999). Life review of an older adult with memory difficulties. *International Journal of Geriatric Psychiatry, 14*, 261-265.

Hodges, J. R., & Patterson, K. (1995). Is semantic memory consistently impaired early in the course of Alzheimer's disease? Neuroanatomical and diagnostic implications. *Neuropsychologia, 33*, 441-459.

Hodges, J. R., Patterson, K., Graham, N., & Dawson, K. (1996). Naming and knowing in dementia of Alzheimer's type. *Brain and Language, 54*, 302-325.

Hodges, S., Williams, L., Berry, E., Izadi, S., Srinivasan, J., Butler, A., et al. (2006). SenseCam: A retrospective memory aid. In P. Dourish & A. Friday (Eds.), *Ubicomp 2006, LNCS 4206*. Heidelberg: Springer-Verlag.

Hooker, K., Frazier, L. D., & Monahan, D. J. (1994). Personality and coping among caregivers of spouses with dementia. *Gerontologist, 34*, 386-392.

Howard, D., & Patterson, K. (1992). *Pyramids and Palm Trees Test*. Bury St Edmunds: Thames Valley Test Company.

Hunkin, N. M., & Parkin, A. J. (1995). The method of vanishing cues: An evaluation of its effectiveness in teaching memory-impaired individuals. *Neuropsychologia, 33*, 1255-1279.

Hunkin, N. M., Squires, E. J., Parkin, A. J., & Tidy, J. A. (1998). Are the benefits of errorless learning dependent on implicit memory? *Neuropsychologia, 36*, 25-36.

Husband, H. J. (1999). The psychological consequences of learning a diagnosis of dementia: Three case examples. *Aging and Mental Health, 3*, 179-183.

Hutton, S., Sheppard, L., Rusted, J. M., & Ratner, H. H. (1996). Structuring the acquisition and retrieval environment to facilitate learning in individuals with dementia of the Alzheimer type. *Memory, 4*, 113-130.

Jones, R. S. P., & Eayrs, C. B. (1992). The use of errorless learning procedures in teaching people with a learning disability: A critical review. *Mental Handicap Research, 5*, 204-212.

Jorm, A. F. (1992). Use of informants' reports to study memory changes in dementia. In L. Bäckman (Ed.), *Memory functioning in dementia*. Amsterdam: Elsevier.

Jorm, A. F., Christensen, H., Henderson, A. S., Korten, A. E., Mackinnon, A. J., & Scott, R. (1994). Complaints of cognitive decline in the elderly: A comparison of reports by subjects and informants in a community survey. *Psychological Medicine, 24*, 365-374.

Josephsson, S., Bäckman, L., Borell, L., Bernspang, B., Nygard, L., & Ronnberg, L. (1993). Supporting everyday activities in dementia: An intervention study. *International Journal of Geriatric Psychiatry, 8*, 395-400.

Kahana, E., & Young, R. (1990). Theoretical questions and ethical issues in the family caregiving relationship. In D. E. Biegel & A. Blum (Eds.), *Aging and caregiving: Theory, research and policy* (pp. 76-97). Newbury Park, CA: Sage.

Kapur, N. (1994). *Memory disorders in clinical practice*. Hove: Lawrence Erlbaum Associates Ltd.

Kapur, N., Glisky, E., & Wilson, B. A. (2004). Technological memory aids for people with memory deficits. *Neuropsychological Rehabilitation, 14*, 41-60.

Karlsson, I., Bråne, G., Melin, E., Nyth, A.-L., & Rybo, E. (1988). Effects of environmental stimulation on biochemical and psychological variables in dementia. *Acta Psychiatrica Scandinavica, 77*, 207-213.

Karlsson, T., Bäckman, L., Herlitz, A., Nilsson, L.-G., Winblad, B., & Osterlind, P.-O. (1989). Memory improvement at different stages of Alzheimer's disease. *Neuropsychologia, 27*, 737-742.

Kasl-Godley, J., & Gatz, M. (2000). Psychosocial interventions for individuals with dementia: An integration of theory, therapy, and a clinical understanding of dementia. *Clinical Psychology Review, 20*, 755-782.

Kazdin, A. E. (1982). *Single-case research designs: Methods for clinical and applied settings*. New York: Oxford University Press.

Kazdin, A. E. (1984). Statistical analyses for single-case experimental designs. In D. H. Barlow & M. Hersen (Eds.), *Single case experimental designs* (2nd ed.). New York: Pergamon Press.

Keady, J., & Nolan, M. (1995). IMMEL 2: Working to augment coping responses in early dementia. *British Journal of Nursing, 4,* 377–380.

Keady, J., & Nolan, M. (2003). The dynamics of dementia: Working together, working separately, or working alone? In M. Nolan, U. Lundh, G. Grant, & J. Keady (Eds.), *Partnerships in family care.* Buckingham: Open University Press.

Keady, J., Nolan, M., & Gilliard, J. (1995). Listen to the voices of experience. *Journal of Dementia Care* (May/June), 15–17.

Kertesz, A. (2004). Language in Alzheimer's disease. In R. G. Morris & J. T. Becker (Eds.), *Cognitive neuropsychology of Alzheimer's disease.* Oxford: Oxford University Press.

Kester, J. D., Benjamin, A. S., Castel, A. D., & Craik, F. I. M. (2002). Memory in elderly people. In A. D. Baddeley, M. D. Kopelman, & B. A. Wilson (Eds.), *Handbook of memory disorders* (2nd ed.). Chichester: John Wiley & Sons Ltd.

Kidron, D., & Freedman, M. (2004). Motor functioning. In R. G. Morris & J. T. Becker (Eds.), *Cognitive neuropsychology of Alzheimer's disease.* Oxford: Oxford University Press.

Kiecolt-Glaser, J. K., Dura, J. R., Speicher, C. E., Trask, J., & Glaser, R. (1991). Spousal caregivers of dementia victims: Longitudinal changes in immunity and health. *Psychosomatic Medicine, 53,* 345–362.

Killick, J., & Allan, K. (2001). *Communication and the care of people with dementia.* Buckingham: Open University Press.

Kinney, J. M., Kart, C. S., Murdoch, L. D., & Conley, C. J. (2004). Striving to provide safety assistance for families of elders: The SAFE house project. *Dementia, 3,* 351–370.

Kitwood, T. (1988). The contribution of psychology to the understanding of senile dementia. In B. Gearing, M. Johnson, & T. Heller (Eds.), *Mental health problems in old age: A reader.* Chichester: John Wiley & Sons Ltd.

Kitwood, T. (1996). A dialectical framework for dementia. In R. T. Woods

(Ed.), *Handbook of the clinical psychology of ageing.* Chichester: John Wiley & Sons Ltd.

Kitwood, T. (1997). *Dementia reconsidered: The person comes first.* Buckingham: Open University Press.

Koder, D.-A. (1998). Treatment of anxiety in the cognitively impaired elderly: Can cognitive-behavior therapy help? *International Psychogeriatrics, 10,* 173-182.

Koltai, D. C., & Branch, L. G. (1999). Cognitive and affective interventions to maximise abilities and adjustment in dementia. *Annals of Psychiatry, 7,* 241-255.

Koltai, D. C., Welsh-Bohmer, K. A., & Schmechel, D. E. (1999, February). Influence of anosognosia on treatment outcome among dementia patients. Paper presented at the International Neuropsychological Society Annual Meeting, Boston.

Koltai, D. C., Welsh-Bohmer, K. A., & Schmechel, D. E. (2001). Influence of anosognosia on treatment outcome among dementia patients. *Neuropsychological Rehabilitation, 11,* 455-475.

Komatsu, S.-I., Mimura, M., Kato, M., Wakamatsu, N., & Kashima, H. (2000). Errorless and effortful processes involved in the learning of face-name associations by patients with alcoholic Korsakoff's syndrome. *Neuropsychological Rehabilitation, 10,* 113-208.

Kopelman, M. D. (1992). Storage, forgetting and retrieval in the anterograde and retrograde amnesia of Alzheimer dementia. In L. Bäckman (Ed.), *Memory functioning in dementia.* Amsterdam: Elsevier.

Kopelman, M. D., Wilson, B. A., & Baddeley, A. (1990). *The autobiographical memory interview.* Bury St Edmunds: Thames Valley Test Company.

Kral, V. A. (1962). Senescent forgetfulness: Benign and malignant. *Le Journal de l'Association Médicale Canadienne, 86,* 257-260.

Kurlychek, R. T. (1983). Use of a digital alarm chronograph as a memory aid in early dementia. *Clinical Gerontologist, 1*, 93-94.

Laidlaw, K., Thompson, L. W., Dick-Smith, L., & Gallagher-Thompson, D. (2003). *Cognitive behaviour therapy with older people.* Chichester: John Wiley & Sons Ltd.

Landauer, T. K., & Bjork, R. A. (1978). Optimum rehearsal patterns and name learning. In K. M. Gruneberg, P. E. Morris, & R. N. Sykes (Eds.), *Practical aspects of memory.* New York: Academic Press.

Langer, K. G., & Padrone, F. J. (1992). Psychotherapeutic treatment of awareness in acute rehabilitation of traumatic brain injury. *Neuropsychological Rehabilitation, 2*, 59-70.

Larrabee, G. J., West, R. L., & Crook, T. H. (1991). The association of memory complaint with computer-simulated everyday memory performance. *Journal of Clinical and Experimental Neuropsychology, 13*, 466-478.

Laureys, S., Owen, A. M., & Schiff, N. D. (2004). Brain function in coma, vegetative state, and related disorders. *Lancet Neurology, 3*, 537-546.

Laurin, D., Verreault, R., Lindsay, J., MacPherson, K., & Rockwood, K. (2001). Physical activity and risk of cognitive impairment and dementia in elderly persons. *Archives of Neurology, 58*, 498-504.

Law, M., Baptiste, S., Carswell, A., McColl, M. A., Polatajko, H., & Pollock, N. (2005). *Canadian Occupational Performance Measure* (4th ed.). Ottawa, ON: CAOT Publications ACE.

Lawton, M. P., & Brody, E. M. (1969). Assessment of older people: Selfmaintaining and instrumental activities of daily living. *The Gerontologist, 9*, 179-186.

Lee, J. L. (2003). *Just love me: My life turned upside down by Alzheimer's.* West Lafayette, IN: Purdue University Press.

Lekeu, F., Wojtasik, V., Van der Linden, M., & Salmon, E. (2002). Training early Alzheimer patients to use a mobile phone. *Acta Neurologica Belgica, 102*, 114-121.

Leventhal, H., Benyamini, Y., Brownlee, S., Diefenbach, M., Leventhal, E. A., Patrick-Miller, L., et al. (1997). Illness representations: Theoretical foundations. In K. J. Petrie & J. A. Weinman (Eds.), *Perceptions of health and illness*. Amsterdam: Harwood Academic Publishers.

Leventhal, H., Nerenz, D., & Steele, D. J. (1984). Illness representations and coping with health threats. In S. Baum, S. E. Taylor, & J. E. Singer (Eds.), *Handbook of health psychology: Vol. IV. Social psychological aspects of health*. Hillsdale, NJ: Lawrence Erlbaum Associates, Inc.

Levine, B., Robertson, I., Clare, L., Carter, G., Hong, J., Wilson, B. A., et al. (2000). Rehabilitation of executive functioning: An experimental-clinical validation of Goal Management Training. *Journal of the International Neuropsychological Society, 6*, 299-312.

Lewis, L. (1991a). A framework for developing a psychotherapy treatment plan with brain-injured patients. *Journal of Head Trauma Rehabilitation, 6*, 22-29.

Lewis, L. (1991b). Role of psychological factors in disordered awareness. In G. P. Prigatano & D. L. Schacter (Eds.), *Awareness of deficit after brain injury: Clinical and theoretical issues*. New York: Oxford University Press.

Lezak, M. D. (1995). *Neuropsychological assessment* (3rd ed.). New York: Oxford University Press.

Lipinska, B., & Bäckman, L. (1997). Encoding-retrieval interactions in mild Alzheimer's disease: The role of access to categorical information. *Brain and Cognition, 34*, 274-286.

Lipinska, B., Bäckman, L., Mantyla, T., & Viitanen, M. (1994). Effectiveness of self-generated cues in early Alzheimer's disease. *Journal of Clinical and Experimental Neuropsychology, 16*, 809-819.

Lishman, W. A. (1994). The history of research into dementia and its relationship to current concepts. In F. A. Huppert, C. Brayne, & D. W. O'Connor (Eds.), *Dementia and normal aging*. Cambridge: Cambridge

University Press.

Little, A. (2008). Assessment of functioning and behaviour. In R. T. Woods & L. Clare (Eds.), *Handbook of the clinical psychology of ageing* (2nd ed.). Chichester: John Wiley & Sons Ltd.

Little, A. G., Volans, P. J., Hemsley, D. R., & Levy, R. (1986). The retention of new information in senile dementia. *British Journal of Clinical Psychology, 25*, 71-72.

Loewenstein, D. A., Acevedo, A., Czaja, S. J., & Duara, R. (2004). Cognitive rehabilitation of mildly impaired Alzheimer disease patients on cholinesterase inhibitors. *American Journal of Geriatric Psychiatry, 12*, 395-402.

Logsdon, R. G., Gibbons, L. E., McCurry, S. M., & Teri, L. (1999). Quality of life in Alzheimer's disease: Patient and caregiver reports. *Journal of Mental Health and Aging, 5*, 21-32.

Lopez, O. L., & Bell, S. (2004). Neurobiological approaches to the treatment of Alzheimer's disease. In R. Morris & J. Becker (Eds.), *Cognitive neuropsychology of Alzheimer's disease*. Oxford: Oxford University Press.

Lough, S., & Hodges, J. R. (2002). Measuring and modifying abnormal social cognition in frontal variant frontotemporal dementia. *Journal of Psychosomatic Research, 53*, 639-646.

Malec, J. F. (1999). Goal attainment scaling in rehabilitation. *Neuropsychological Rehabilitation, 9*, 253-275.

Marková, I. S., & Berrios, G. E. (2001). The 'object' of insight assessment: Relationship with insight 'structure'. *Psychopathology, 34*, 245-252.

Marková, I. S., Clare, L., Wang, M., Romero, B., & Kenny, G. (2005). Awareness in dementia: Conceptual issues. *Aging and Mental Health, 9*, 386-393.

Marriott, A., Donaldson, C., Tarrier, N., & Burns, A. (2000). Effectiveness of cognitive-behavioural family intervention in reducing the burden of care in carers of patients with Alzheimer's disease. *British Journal of Psychiatry, 176,* 557-562.

Marshall, M. (1999). Person centred technology? *Signpost, 3*(4), 4-5.

Marshall, M. (2005). *Perspectives on rehabilitation and dementia.* London: Jessica Kingsley Publishers.

Mason, E., Clare, L., & Pistrang, N. (2005). Processes and experiences of mutual support in professionally led support groups for people with early-stage dementia. *Dementia, 4,* 87-112.

Mateer, C. (2005). Fundamentals of cognitive rehabilitation. In P. W. Halligan & D. T. Wade (Eds.), *Effectiveness of rehabilitation for cognitive deficits.* Oxford: Oxford University Press.

Maylor, E. A. (1995). Prospective memory in normal ageing and dementia. *Neurocase, 1,* 285-289.

McGlynn, S. M., & Schacter, D. L. (1989). Unawareness of deficits in neuropsychological syndromes. *Journal of Clinical and Experimental Neuropsychology, 11,* 143-205.

McKeith, I., & Fairbairn, A. (2001). Biomedical and clinical perspectives. In C. Cantley (Ed.), *Handbook of dementia care.* Buckingham: Open University Press.

McKenna, P., & Warrington, E. K. (1983). *Graded Naming Test.* Windsor: NFER-Nelson.

McKitrick, L. A., & Camp, C. J. (1993). Relearning the names of things: The spaced-retrieval intervention implemented by a caregiver. *Clinical Gerontologist, 14,* 60-62.

McLellan, D. L. (1991). Functional recovery and the principles of disability medicine. In M. Swash & J. Oxbury (Eds.), *Clinical neurology* (Vol. 1, pp. 769-790). London: Churchill Livingstone.

McLellan, D. L. (1997). Introduction to rehabilitation. In B. A. Wilson & D. L. McLellan (Eds.), *Rehabilitation studies handbook.* Cambridge: Cambridge University Press.

McPherson, A., Furniss, F. G., Sdogati, C., Cesaroni, F., Tartaglini, B., & Lindesay, J. (2001). Effects of individualised memory aids on the conversation of patients with severe dementia: A pilot study. *Aging and Mental Health, 5,* 289-294.

Meier, D., Ermini-Fuenfschilling, D., & Zwick, V. (2000). Gedaechtnistraining fuer Patienten mit beginnender Demenz. *Geriatrie Praxis, 3,* 48-51.

Miesen, B. (1992). Attachment theory and dementia. In G. M. M. Jones & B. M. L. Miesen (Eds.), *Care-giving in dementia: Research and applications.* London: Tavistock/Routledge.

Migliorelli, R., Teson, A., Sabe, L., Petracca, G., Petracchi, M., Leiguarda, R., et al. (1995). Anosognosia in Alzheimer's disease: A study of associated factors. *Journal of Neuropsychiatry and Clinical Neurosciences, 7,* 338-344.

Mihailidis, A., Barbenel, J. C., & Fernie, G. (2004). The efficacy of an intelligent cognitive orthosis to facilitate handwashing by persons with moderate to severe dementia. *Neuropsychological Rehabilitation, 14,* 135-171.

Mittelman, M. S., Roth, D. L., Coon, D. W., & Haley, W. E. (2004). Sustained benefit of supportive intervention for depressive symptoms in caregivers of patients with Alzheimer's disease. *American Journal of Psychiatry, 161,* 850-856.

Moore, S., Kesslak, P., & Sandman, C. (1998, November). Memory retraining of patients with dementia. Paper presented at the National Academy of Neuropsychology 18th Annual Conference, Washington, DC.

Moore, S., Sandman, C. A., McGrady, K., & Kesslak, J. P. (2001). Memory training improves cognitive ability in patients with dementia. *Neuropsychological Rehabilitation, 11,* 245-261.

Morris, J. C. (1996). Classification of dementia and Alzheimer's disease.

Acta Neurologica Scandinavica (Suppl. 165), 41-50.

Morris, R. G. (2004). Neurobiological changes in Alzheimer's disease. In R. G. Morris & J. Becker (Eds.), Cognitive neuropsychology of Alzheimer's disease (pp. 299-319). Oxford: Oxford University Press.

Morris, R. G., & Becker, J. T. (2004). A cognitive neuropsychology of Alzheimer's disease. In R. G. Morris & J. T. Becker (Eds.), Cognitive neuropsychology of Alzheimer's disease (2nd ed., pp. 4-8). Oxford: Oxford University Press.

Morris, J. C., Storandt, M., Miller, J. P., McKeel, D. W., Price, J. L., Rubin, E. H., et al. (2001). Mild cognitive impairment represents early-stage Alzheimer's disease. Archives of Neurology, 58, 397-405.

Morris, R., & Hannesdottir, K. (2004). Loss of 'awareness' in Alzheimer's disease. In R. Morris & J. Becker (Eds.), Cognitive neuropsychology of Alzheimer's disease. Oxford: Oxford University Press.

Morris, R. G. (1996). The neuropsychology of Alzheimer's disease and related dementias. In R. T. Woods (Ed.), Handbook of the clinical psychology of ageing. Chichester: John Wiley & Sons Ltd.

Morris, R. G., & McKiernan, F. (1994). Neuropsychological investigations of dementia. In A. Burns & R. Levy (Eds.), Dementia. London: Chapman & Hall.

Mullen, R., Howard, R., David, A., & Levy, R. (1996). Insight in Alzheimer's disease. International Journal of Geriatric Psychiatry, 11, 645-651.

Nelson, H. E. (1982). National Adult Reading Test (NART). Windsor: NFER-Nelson.

Nelson, H. E., & Willison, J. R. (1991). National Adult Reading Test (NART) (2nd ed.). Windsor: NFER-Nelson.

Newhouse, P. A., Potter, A., & Levin, E. D. (1997). Nicotinic system involvement in Alzheimer's and Parkinson's diseases: Implications for therapeutics. Drugs and Aging, 11, 206-228.

Norris, M. P., MacNeill, S. E., & Haines, M. E. (2003). Psychological and neuropsychological aspects of vascular and mixed dementia. In P. A. Lichtenberg, D. L. Murman, & A. M. Mellow (Eds.), *Handbook of dementia*. Hoboken, NJ: Wiley.

O'Brien, J., Ames, D., Chiu, E., Schweitzer, I., Desmond, P., & Tress, B. (1998). Severe deep white matter lesions and outcome in elderly patients with major depressive disorder: Follow up study. *British Medical Journal, 317*, 982-984.

O'Brien, K., & Prigatano, G. P. (1991). Supportive psychotherapy for a patient exhibiting alexia without agraphia. *Journal of Head Trauma Rehabilitation, 6*, 44-55.

O'Connor, D. (1993). The impact of dementia: A self psychological perspective. *Journal of Gerontological Social Work, 20*, 113-128.

O'Dwyer, A. M., & Orrell, M. W. (1994). Stress, aging and dementia. *International Review of Psychiatry, 6*, 73-83.

Oliver, C., Adams, D., & Kalsy, S. (2008). Ageing, dementia and people with intellectual disability. In R. T. Woods & L. Clare (Eds.), *Handbook of the clinical psychology of ageing* (2nd ed.). Chichester: John Wiley & Sons Ltd.

Oliver, M. (1990). *The politics of disablement*. Basingstoke: Macmillan.

Oriani, M., Moniz-Cook, E., Binetti, G., Zanieri, G., Frisoni, G. B., Geroldi, C., et al. (2003). An electronic memory aid to support prospective memory in patients in the early stages of Alzheimer's disease: A pilot study. *Aging and Mental Health, 7*, 22-27.

Orpwood, R., Bjørneby, S., Hagen, I., Maki, O., Faulkner, R., & Topo, P. (2004). User involvement in dementia product development. *Dementia, 3*, 263-279.

Orsulic-Jeras, S., Judge, K. S., & Camp, C. J. (2000). Montessori-based activities for long-term care residents with advanced dementia: Effects on engagement and affect. *The Gerontologist, 40*, 107-111.

Overman, A. A., & Becker, J. T. (2004). Information processing deficits in episodic memory in Alzheimer's disease. In R. G. Morris & J. T. Becker (Eds.), *Cognitive neuropsychology of Alzheimer's disease.* Oxford: Oxford University Press.

Ownsworth, T., & Clare, L. (2006). A critical review of the association between awareness deficits and rehabilitation outcome following acquired brain injury. *Clinical Psychology Review, 26,* 783-795.

Ownsworth, T., Clare, L., & Morris, R. (2006). A critical review of cognitive neuropsychological models of awareness: An integrated biopsychosocial approach. *Neuropsychological Rehabilitation, 16,* 415-438.

Parienté, J., Cole, S., Henson, R., Clare, L., Kennedy, A., Rossor, M., et al. (2005). Alzheimer patients engage an alternative cortical network during a memory task. *Annals of Neurology, 58,* 870-879.

Pearce, A., Clare, L., & Pistrang, N. (2002). Managing sense of self: Coping in the early stages of Alzheimer's disease. *Dementia, 1,* 173-192.

Pearlin, L. I., Mullan, J. T., Semple, S. J., & Skaff, M. M. (1990). Caregiving and the stress process: An overview of concepts and their measures. *Gerontologist, 30,* 583-594.

Perlmuter, L. C., & Monty, R. A. (1989). Motivation and aging. In L. W. Poon, D. C. Rubin, & B. A. Wilson (Eds.), *Everyday cognition in adulthood and late life.* Cambridge: Cambridge University Press.

Perry, J. (2002). Wives giving care to husbands with Alzheimer's disease: A process of interpretive caring. *Research in Nursing and Health, 25,* 307-316.

Perry, R. J., & Hodges, J. R. (1999). Attention and executive deficits in Alzheimer's disease: A critical review. *Brain, 122,* 383-404.

Petersen, R. C. (2004). Mild cognitive impairment as a diagnostic entity. *Journal of Internal Medicine, 256,* 183-194.

Petry, S., Cummings, J. L., Hill, M. A., & Shapira, J. (1989). Personality alterations in dementia of the Alzheimer type: A three-year follow-up study. *Journal of Geriatric Psychiatry and Neurology, 2*, 203-207.

Pollitt, P. A. (1994). The meaning of dementia to those involved as carers. In F. A. Huppert, C. Brayne, & D. W. O'Connor (Eds.), *Dementia and normal aging*. Cambridge: Cambridge University Press.

Pollitt, P. A. (1996). Dementia in old age: An anthropological perspective. *Psychological Medicine, 26*, 1061-1074.

Pratt, R., Clare, L., & Aggarwal, N. (2005). The 'Talking About Memory Coffee Group': A new model of support for people with early-stage dementia and their families. *Dementia, 4*, 143-148.

Prigatano, G. P. (1997). Learning from our successes and failures: Reflections and comments on 'Cognitive rehabilitation: How it is and how it might be'. *Journal of the International Neuropsychological Society, 3*, 497-499.

Prigatano, G. P. (1999a). Motivation and awareness in cognitive neurorehabilitation. In D. T. Stuss, G. Winocur, & I. H. Robertson (Eds.), *Cognitive neurorehabilitation*. Cambridge: Cambridge University Press.

Prigatano, G. P. (1999b). *Principles of neuropsychological rehabilitation*. New York: Oxford University Press.

Quayhagen, M. P., & Quayhagen, M. (2001). Testing of a cognitive stimulation intervention for dementia caregiving dyads. *Neuropsychological Rehabilitation, 11*, 319-332.

Quayhagen, M. P., Quayhagen, M., Corbeil, R. R., Hendrix, R. C., Jackson, J. E., Snyder, L., et al. (2000). Coping with dementia: Evaluation of four nonpharmacologic interventions. *International Psychogeriatrics, 12*, 249-265.

Quayhagen, M. P., Quayhagen, M., Corbeil, R. R., Roth, P. A., & Rogers, J. A. (1995). A dyadic remediation program for care recipients with dementia. *Nursing Research, 44*, 153-159.

Quinn, C., & Clare, L. (2006). Don't know what that is: The experience of partners of people with early-stage dementia [Abstract] [Special issue].

Gerontologist, 46(1), 43.

Randolph, C. (1998). *Repeatable Battery for the Assessment of Neuropsychological Status* (RBANS-UK). London: Harcourt Assessment.

Rapp, S., Breenes, G., & Marsh, A. P. (2002). Memory enhancement training for older adults with mild cognitive impairment: A preliminary study. *Aging and Mental Health, 6,* 5-11.

Raven, J. C. (1976). *Standard Progressive Matrices.* Oxford: Oxford Psychologists Press.

Raven, J. C. (1995). *Coloured Progressive Matrices Sets A, Ab, B.* Oxford: Oxford Psychologists Press.

Reifler, B. V., & Larson, E. (1990). Excess disability in dementia of the Alzheimer's type. In E. Light & B. D. Lebowitz (Eds.), *Alzheimer's disease treatment and family stress.* New York: Hemisphere.

Reilly, J., Martin, N., & Grossman, M. (2005). Verbal learning in semantic dementia: Is repetition priming a useful strategy? *Aphasiology, 19,* 329-339.

Richards, M., & Sacker, A. (2003). Lifetime antecedents of cognitive reserve. *Journal of Clinical and Experimental Neuropsychology, 25,* 614-624.

Riley, G. A., & Heaton, S. (2000). Guidelines for the selection of a method of fading cues. *Neuropsychological Rehabilitation, 10,* 133-149.

Riley, G. A., Sotiriou, D., & Jaspal, S. (2004). Which is more effective in promoting implicit and explicit memory: The method of vanishing cues or errorless learning without fading? *Neuropsychological Rehabilitation, 14,* 257-384.

Robertson, I. H., Ward, T., Ridgeway, V., & Nimmo-Smith, I. (1994). *The Test of Everyday Attention.* Bury St Edmunds: Thames Valley Test Company.

Robinson, L., Clare, L., & Evans, K. (2005). Making sense of dementia and adjusting to loss: Psychological reactions to a diagnosis of dementia in couples. *Aging and Mental Health, 9,* 337-347.

Rogers, S. L., Doody, R. S., Mohs, R. C., Friedhoff, L. T., & the Donepezil Study Group. (1998). Donepezil improves cognition and global function in Alzheimer disease: A 15-week, double-blind, placebo-controlled study. *Archives of Internal Medicine, 158,* 1021-1034.

Romero, B. (2004). Selbsterhaltungstherapie: Konzept, klinische Praxis und bisherige Ergebnisse. *Zeitschrift fuer Gerontopsychologie und-psychiatrie, 17,* 119-134.

Romero, B., & Eder, G. (1992). Selbst-Erhaltungs-Therapie (SET): Konzept einer neuropsychologischen Therapie bei Alzheimer-Kranken. *Zeitschrift fuer Gerontolopsychologie und -psychiatrie, 5,* 267-282.

Romero, B., & Wenz, M. (2001). Self-maintenance therapy in Alzheimer's disease. *Neuropsychological Rehabilitation, 11,* 333-355.

Ross, L. K., Arnsberger, P., & Fox, P. J. (1998). The relationship between cognitive functioning and disease severity with depression in dementia of the Alzheimer's type. *Aging and Mental Health, 2,* 319-327.

Roth, M. (1994). The relationship between dementia and normal aging of the brain. In F. A. Huppert, C. Brayne, & D. W. O'Connor (Eds.), *Dementia and normal aging.* Cambridge: Cambridge University Press.

Rusted, J., & Clare, L. (2004). Cognitive approaches to the management of dementia. In R. G. Morris & J. Becker (Eds.), *Cognitive neuropsychology of Alzheimer's disease.* Oxford: Oxford University Press.

Rusted, J. M., Marsh, R., Bledski, L., & Sheppard, L. (1997). Alzheimer patients' use of auditory and olfactory cues to aid verbal memory. *Aging and Mental Health, 1,* 364-371.

Sabat, S. (1994). Excess disability and malignant social psychology: A case study of Alzheimer's disease. *Journal of Community and Applied Social Psychology, 4,* 157-166.

Sabat, S. (1995). The Alzheimer's disease sufferer as a semiotic subject. *Philosophy, Psychiatry, and Psychology, 1,* 145-160.

Sabat, S. (2001). *The experience of Alzheimer's disease: Life through a tangled veil.* Oxford: Blackwell.

Sabat, S. R., & Harré, R. (1992). The construction and deconstruction of self in Alzheimer's disease. *Ageing and Society, 12,* 443–461.

Sabat, S. R., Wiggs, C. L., & Pinizzotto, A. J. (1984). Alzheimer's disease: Clinical vs observational studies of cognitive ability. *Journal of Clinical and Experimental Gerontology, 6,* 337–359.

Salmon, D. P., & Fennema-Notestine, C. (2004). Implicit memory in Alzheimer's disease: Priming and skill learning. In R. G. Morris & J. T. Becker (Eds.), *Cognitive neuropsychology of Alzheimer's disease.* Oxford: Oxford University Press.

Salmon, D. P., Heindel, W. C., & Butters, N. (1992). Semantic memory, priming and skill learning in Alzheimer's disease. In L. Bäckman (Ed.), *Memory functioning in dementia.* Amsterdam: Elsevier.

Salthouse, T. A., Berish, D. E., & Miles, J. D. (2002). The role of cognitive timulation on the relations between age and cognitive functioning. *Psychology and Aging, 17,* 548–557.

Samuelsson, A. M., Annerstedt, L., Elmståhl, S., Samuelsson, S. M., & Grafström, M. (2001). Burden of responsibility experienced by family caregivers of elderly dementia sufferers. Analyses of strain, feelings and coping strategies. *Scandinavian Journal of Caring Sciences, 15,* 25–33.

Saxton, J., Swihart, A., McGonigle-Gibson, K., Miller, V., & Boller, F. (1990). Assessment of the severely impaired patient: Description and validation of a new neuropsychological test battery. *Psychological Assessment, 2,* 298–303.

Schacter, D. L. (1989). On the relation between memory and consciousness: Dissociable interactions and conscious experience. In H. L. Roediger III & F. I. M. Craik (Eds.), *Varieties of memory and consciousness: Essays in honour of Endel Tulving.* Hillsdale, NJ: Lawrence Erlbaum

Associates, Inc.

Schacter, D. L., Rich, S. A., & Stampp, M. S. (1985). Remediation of memory disorders: Experimental evaluation of the spaced-retrieval technique. *Journal of Clinical and Experimental Neuropsychology, 7*, 79-96.

Schreiber, M., Schweizer, A., Lutz, K., Kalveram, K. T., & Jaencke, L. (1999). Potential of an interactive computer-based training in the rehabilitation of dementia: An initial study. *Neuropsychological Rehabilitation, 9*, 155-167.

Scogin, F. (1992). Memory training for older adults. In G. M. M. Jones & B. M. L. Miesen (Eds.), *Care-giving in dementia: Research and applications.* London: Routledge.

Scott, J., & Clare, L. (2003). Do people with dementia benefit from psychological interventions offered on a group basis? *Clinical Psychology and Psychotherapy, 10*, 186-196.

Seiffer, A., Clare, L., & Harvey, R. (2005). The role of personality and coping in relation to awareness of current functioning in early-stage dementia. *Aging and Mental Health, 9*, 535-541.

Shakespeare, P. (1993). Performing. In P. Shakespeare, D. Atkinson, & S. French (Eds.), *Reflecting on research practice: Issues in health and social welfare.* Buckingham: Open University Press.

Shakespeare, P. (1998). *Aspects of confused speech: A study of verbal interaction between confused and normal speakers.* Mahwah, NJ: Lawrence Erlbaum Associates, Inc.

Shakespeare, P., & Clare, L. (2005). Focusing on task oriented talk as a way of exploring the interaction between people with early onset dementia and their carers. *Qualitative Research in Psychology, 2*, 327-340.

Sheikh, J. I., Hill, R. D., & Yesavage, J. A. (1986). Long-term efficacy of cognitive training for age-associated memory impairment: A six-month follow-up study. *Developmental Neuropsychology, 2*, 413-

421.

Shifflett, P. A., & Blieszner, R. (1988). Stigma and Alzheimer's disease: Behavioural consequences for support groups. *The Journal of Applied Gerontology, 7*, 147-160.

Sidman, M., & Stoddard, L. T. (1967). The effectiveness of fading in programming a simultaneous form discrimination for retarded children. *Journal of the Experimental Analysis of Behavior, 10*, 3-15.

Sixsmith, A., Stilwell, J., & Copeland, J. (1993). 'Rementia': Challenging the limits of dementia care. *International Journal of Geriatric Psychiatry, 8*, 993-1000.

Skinner, B. F. (1968). *Technology of teaching*. Englewood Cliffs, NJ: Prentice Hall.

Small, B. J., Herlitz, A., & Bäckman, L. (2004). Preclinical Alzheimer's disease: Cognitive and memory functioning. In R. G. Morris & J. T. Becker (Eds.), *Cognitive neuropsychology of Alzheimer's disease*. Oxford: Oxford University Press.

Small, G. W., Rabins, P. V., Barry, P. P., Buckholtz, N. S., DeKosky, S. T., Ferris, S. H., et al. (1997). Diagnosis and treatment of Alzheimer disease and related disorders: Consensus statement of the American Association for Geriatric Psychiatry, the Alzheimer's Association and the American Geriatric Society. *Journal of the American Medical Association, 278*, 1363-1371.

Snaith, R. P., & Zigmond, A. S. (1994). *The Hospital Anxiety and Depression Scale*. Windsor: NFER-Nelson.

Snowden, J., & Neary, D. S. (2002). Relearning of verbal labels in semantic dementia. *Neuropsychologia, 40*, 1715-1728.

Snowdon, D. A. (2003). Healthy aging and dementia: Findings from the Nun Study. *Annals of Internal Medicine, 139*, 450-454.

Sohlberg, M. M., & Mateer, C. (2001). *Cognitive rehabilitation: An integrative neuropsychological approach*. New York: Guilford.

Spector, A., Orrell, M., Davies, S., & Woods, B. (2001). Can reality orientation be rehabilitated? Development and piloting of an evidence-based programme of cognition-based therapies for people with dementia. *Neuropsychological Rehabilitation, 11*, 377-397.

Spector, A., Orrell, M., Davies, S., & Woods, R. T. (1998). Reality orientation for dementia: A review of the evidence for its effectiveness. *The Cochrane Library, Issue 4*. Chichester: John Wiley & Sons Ltd.

Spector, A., Thorgrimsen, L., Woods, B., Royan, L., Davies, S., Butterworth, M., et al. (2003). Efficacy of an evidence-based stimulation therapy programme for people with dementia. *British Journal of Psychiatry, 183*, 248-254.

Sperling, R. A., Bates, J. F., Chua, E. F., Cocchiarella, A. J., Rentz, D. M., Rosen, B. R., et al. (2003). fMRI studies of associative encoding in young and elderly controls and mild Alzheimer's disease. *Journal of Neurology, Neurosurgery and Psychiatry, 74*, 44-50.

Spreen, O., & Strauss, E. (1998). *A compendium of neuropsychological tests: Administration, norms and commentary* (2nd ed.). Oxford: Oxford University Press.

Squire, L. R., & Knowlton, B. J. (1995). Memory, hippocampus, and brain systems. In M. Gazzaniga (Ed.), *The cognitive neurosciences*. Boston: MIT Press.

Squires, E. J., Hunkin, N. M., & Parkin, A. J. (1997). Errorless learning of novel associations in amnesia. *Neuropsychologia, 35*, 1103-1111.

Starkstein, S. E., Sabe, L., Chemerinski, E., Jason, L., & Leiguarda, R. (1996). Two domains of anosognosia in Alzheimer's disease. *Journal of Neurology, Neurosurgery and Psychiatry, 61*, 485-490.

Starkstein, S. E., Vazquez, S., Migliorelli, R., Teson, A., Sabe, L., & Leiguarda, R. (1995). A single-photon emission computed tomographic study of anosognosia in Alzheimer's disease. *Archives of Neurology, 52*, 415-420.

Stern, Y., Zarahn, E., Hilton, H. J., Flynn, J., De La Paz, R., & Rakitin, B. (2003). Exploring the neural basis of cognitive reserve. *Journal of Clinical and Experimental Neuropsychology, 25*, 691-701.

Stuss, D. T. (1991a). Disturbance of self-awareness after frontal system damage. In G. P. Prigatano & D. L. Schacter (Eds.), *Awareness of deficit after brain injury: Clinical and theoretical issues*. New York: Oxford University Press.

Stuss, D. T. (1991b). Self, awareness and the frontal lobes: A neuropsychological perspective. In J. Strauss & G. R. Goethals (Eds.), *The self: Interdisciplinary approaches*. New York: Springer-Verlag.

Stuss, D. T., Picton, T. W., & Alexander, M. P. (2001). Consciousness, selfawareness and the frontal lobes. In S. Salloway, P. Malloy, & J. Duffy (Eds.), *The frontal lobes and neuropsychiatric illness*. Washington, DC: American Psychiatric Press.

Suhr, J., Anderson, S., & Tranel, D. (1999). Progressive muscle relaxation in the management of behavioural disturbance in Alzheimer's disease. *Neuropsychological Rehabilitation, 9*, 31-44.

Sutton, L. J., & Cheston, R. (1997). Rewriting the story of dementia: A narrative approach to psychotherapy with people with dementia. In M. Marshall (Ed.), *State of the art in dementia care*. London: Centre for Policy on Ageing.

Teasdale, J., & Barnard, P. (1993). *Affect, cognition and change*. Hove: Lawrence Erlbaum Associates.

Terrace, H. S. (1963). Discrimination learning with and without 'errors'. *Journal of the Experimental Analysis of Behavior, 6*, 1-27.

Thoene, A. I. T., & Glisky, E. L. (1995). Learning of face-name associations in memory impaired patients: A comparison of different training procedures. *Journal of the International Neuropsychological Society, 1*, 29-38.

Thompson, L. W., Wagner, B., Zeiss, A., & Gallagher, D. (1990).

Cognitive/behavioral therapy with early stage Alzheimer's patients: An exploratory view of the utility of this approach. In E. Light & B. D. Lebowitz (Eds.), *Alzheimer's disease treatment and family stress*. New York: Hemisphere.

Turner, J. C. (2005). Explaining the nature of power: A three-process theory. *European Journal of Social Psychology, 35*, 1-22.

Turner, J. C. (2006). Tyranny, freedom and social structure: Escaping our theoretical prisons. *British Journal of Social Psychology, 45*, 41-46.

Turner, R. S. (2003). Neurologic aspects of Alzheimer's disease. In P. A. Lichtenberg, D. L. Murman, & A. M. Mellow (Eds.), *Handbook of dementia: Psychological, neurological and psychiatric perspectives*. Hoboken, NJ: John Wiley & Sons, Inc.

van Dijkhuizen, M., Clare, L., & A Pearce. (2006). Striving for connection: Appraisal and coping among women with early-stage Alzheimer's disease. *Dementia, 5*, 73-94.

van Wielingen, L. E., Tuokko, H. A., Cramer, K., Mateer, C. A., & Hultsch, D. F. (2004). Awareness of financial skills in dementia. *Aging and Mental Health, 8*, 374-380.

Verfaellie, M., Croce, P., & Milberg, W. P. (1995). The role of episodic memory in semantic learning: An examination of vocabulary acquisition in a patient with amnesia due to encephalitis. *Neurocase, 1*, 291-304.

Verghese, J., Lipton, R. B., Katz, M. J., Hall, C. B., Derby, C. A., Kuslansky, G., et al. (2003). Leisure activities and the risk of dementia in the elderly. *New England Journal of Medicine, 348*, 2508-2516.

Verhaeghen, P., Marcoen, A., & Goossens, L. (1992). Improving memory performance in the aged through mnemonic training: A meta-analytic study. *Psychology and Aging, 7*, 242-251.

Verhey, F. R. J., Rozendaal, N., Ponds, R. W. H. M., & Jolles, J. (1993). Dementia, awareness and depression. *International Journal of*

Geriatric Psychiatry, 8, 851-856.

Vitaliano, P. P., Young, H. M., & Russo, J. (1991). Burden: A review of measures used among caregivers of individuals with dementia. *The Gerontologist, 31*, 67-75.

Wade, D. T. (2005). Applying the WHO ICF framework to the rehabilitation of patients with cognitive deficits. In P. W. Halligan & D. T. Wade (Eds.), *Effectiveness of rehabilitation for cognitive deficits*. Oxford: Oxford University Press.

Wands, K., Merskey, H., Hachinski, V., Fisman, M., Fox, H., & Boniferro, M. (1990). A questionnaire investigation of anxiety and depression in early dementia. *Journal of the American Geriatrics Society, 38*, 535-538.

Warringon, E. (1996). *Camden Memory Tests*. London: Psychology Press.

Warrington, E. (1984). *Recognition Memory Test*. Windsor: NFER-Nelson.

Warrington, E., & James, M. (1991). *Visual Object and Space Perception Battery*. Bury St Edmunds: Thames Valley Test Company.

Wechsler, D. (1999a). *Wechsler Abbreviated Scale of Adult Intelligence (WASI)*. London: Harcourt Assessment.

Wechsler, D. (1999b). *Wechsler Adult Intelligence Scale, 3rd UK edition (WAIS-III)*. London: Harcourt Assessment.

Wechsler, D. (1999c). *Wechsler Memory Scale, 3rd UK edition (WMS-III)*. London: Harcourt Assessment.

Weinstein, E. A., Friedland, R. P., & Wagner, E. E. (1994). Denial/unawareness of impairment and symbolic behavior in Alzheimer's disease. *Neuropsychiatry, Neuropsychology and Behavioral Neurology, 7*, 176-184.

Werner, P. (2000). Assessing the effectiveness of a memory club for persons suffering from mild cognitive deterioriation. *Clinical Gerontologist, 22*, 3-14.

Whitehouse, P. J., Lerner, A., & Hedera, P. (1993). Dementia. In K. M.

Heilman & E. Valenstein (Eds.), *Clinical neuropsychology*. Oxford: Oxford University Press.

Whitlatch, C., Judge, K., Zarit, S. H., & Femia, E. (2006). Dyadic interventions for family caregivers and care receivers in early-stage dementia. *The Gerontologist, 46,* 688-694.

WHO. (1980). *International classification of impairments, disabilities, and handicaps.* Geneva: World Health Organisation.

WHO. (1998). *International classification of impairments, disabilities and handicaps: 2.* Geneva: World Health Organisation. Available from www.who.int/msa/mnh/ems/icidh/introduction.htm

Wild, K., & Cotrell, V. (2003). Identifying driving impairment in Alzheimer disease: A comparison of self and observer reports versus driving evaluation. *Alzheimer Disease and Associated Disorders, 17,* 27-34.

Wilson, B. A. (1995). Management and remediation of memory problems in brain-injured adults. In A. D. Baddeley, B. A. Wilson, & F. N. Watts (Eds.), *Handbook of memory disorders.* Chichester: John Wiley & Sons.

Wilson, B. A. (1997). Cognitive rehabilitation: How it is and how it might be. *Journal of the International Neuropsychological Society, 3,* 487-496.

Wilson, B. A. (2002). Towards a comprehensive model of cognitive rehabilitation. *Neuropsychological Rehabilitation, 12,* 97-110.

Wilson, B. A., Alderman, N., Burgess, P. W., Emslie, H., & Evans, J. J. (1996). *Behavioural Assessment of the Dysexecutive Syndrome (BADS).* Bury St Edmunds: Thames Valley Test Company.

Wilson, B. A., Baddeley, A., Evans, J. J., & Shiel, A. (1994). Errorless learning in the rehabilitation of memory impaired people. *Neuropsychological Rehabilitation, 4,* 307-326.

Wilson, B. A., Cockburn, J., & Baddeley, A. (2003). *Rivermead Behavioural Memory Test, 2nd edition (RBMT-II).* London: Harcourt Assessment.

Wilson, B. A., Emslie, H. C., Quirk, K., & Evans, J. J. (2001). Reducing everyday memory and planning problems by means of a paging system: A randomised control crossover study. *Journal of Neurology, Neurosurgery and Psychiatry, 70*, 477-482.

Wilson, B. A., Herbert, C. M., & Shiel, A. (2003). *Behavioural approaches in neuropsychological rehabilitation: Optimising rehabilitation procedures.* Hove: Psychology Press.

Wilson, R. S., Bennett, D. A., Bienias, J. L., Aggarwal, N. T., de Leon, C. F. M., Morris, M. C., et al. (2002). Cognitive activity and incident AD in a population-based sample of older persons. *Neurology, 59*, 1910-1914.

Wilson, R. S., de Leon, C. F. M., Barnes, L. L., Schneider, J. A., Bienias, J. L., Evans, D. A., et al. (2002). Participation in cognitively stimulating activities and risk of incident Alzheimer disease. *Journal of the American Medical Association, 287*, 742-748.

Woods, R. T. (1992). What can be learned from studies on reality orientation? In G. M. M. Jones & B. M. L. Miesen (Eds.), *Care-giving in dementia: Research and applications.* London: Tavistock/Routledge.

Woods, R. T. (1999). Psychological 'therapies' in dementia. In R. T. Woods (Ed.), *Psychological problems of aging: Assessment, treatment and care.* Chichester: John Wiley & Sons Ltd.

Woods, R. T. (2002). Reality orientation: A welcome return? [Editorial]. *Age and Ageing, 31*, 155-156.

Woods, R. T., & Britton, P. G. (1985). *Clinical psychology with the elderly.* London: Croom Helm.

Woods, R. T., & Clare, L. (2006). Cognition-based therapies and mild cognitive impairment. In H. Tuokko & D. Hultsch (Eds.), *Mild cognitive impairment: International perspectives.* New York: Taylor & Francis.

Woods, R. T., Portnoy, S., Head, D., & Jones, G. (1992). Reminiscence and life review with persons with dementia: Which way forward? In G. M. M. Jones & B. M. L. Miesen (Eds.), *Care-giving in dementia: Research and applications*. London: Tavistock/Routledge.

Woods, R. T., Wills, W., Higginson, I. J., Hobbins, J., & Whitby, M. (2003). Support in the community for people with dementia and their carers: A comparative outcome study of specialist mental health service interventions. *International Journal of Geriatric Psychiatry, 18,* 298–307.

Yale, R. (1995). *Developing support groups for individuals with early-stage Alzheimer's disease*. Baltimore: Health Professions Press.

Yesavage, J. A. (1982). Degree of dementia and improvement with memory training. *Clinical Gerontology, 1,* 77–81.

Yesavage, J. A., Brink, T. L., Rose, T. L., Lum, O., Huang, V., Adey, M., et al. (1983). Development and validation of a geriatric depression screening scale: A preliminary report. *Journal of Psychiatric Research, 17,* 37–49.

Zaitchik, D., & Albert, M. S. (2004). Cognition and emotion. In R. G. Morris & J. T. Becker (Eds.), *Cognitive neuropsychology of Alzheimer's disease*. Oxford: Oxford University Press.

Zanetti, O., Binetti, G., Magni, E., Rozzini, L., Bianchetti, A., & Trabucchi, M. (1997). Procedural memory stimulation in Alzheimer's disease: Impact of a training programme. *Acta Neurologica Scandinavica, 95,* 152–157.

Zanetti, O., Magni, E., Binetti, G., Bianchetti, A., & Trabucchi, M. (1994). Is procedural memory stimulation effective in Alzheimer's disease? *International Journal of Geriatric Psychiatry, 9,* 1006–1007.

Zanetti, O., Zanieri, G., di Giovanni, G., de Vreese, L. P., Pezzini, A., Metitieri, T., et al. (2001). Effectiveness of procedural memory stimulation in mild Alzheimer's disease patients: A controlled study. *Neuropsychological Rehabilitation, 11,* 263–272.

Zarit, S. H., & Edwards, A. B. (2008). Family caregiving: Research and clinical intervention. In R. T. Woods & L. Clare (Eds.), *Handbook of the clinical psychology of ageing* (2nd ed.). Chichester: John Wiley & Sons Ltd.

Zarit, S. H., Zarit, J. M., & Reever, K. E. (1982). Memory training for severe memory loss: Effects on senile dementia patients and their families. *The Gerontologist, 22*, 373-377.

찾아보기

찾아보기

저자 소개

린다 클레어(Linda Clare)

린다 클레어 교수는 유니버시티 칼리지 런던(University College London), 케임브리지 대학교(University of Cambridge)에서 학부 과정을 마쳤으며 임상신경심리학분야에서 수련받았다. 케임브리지의 MRC 인지 및 두뇌과학 부서에서 박사 학위를 받았다. 그녀는 1999년부터 2003년까지 유니버시티 칼리지 런던 교수를 역임하였고, 2004년 뱅거 대학교(Bangor University)로 옮겼으며, 2015년부터 현재까지 엑서터 대학교(University of Exeter)에서 심리학과 교수로 재직 중이다. 클레어 교수는 임상신경심리학자로서 임상심리의 발전에 기여한 바를 인정받아 2004년 영국심리학회(British Psychological Society)의 메이 데이비슨상(May Davidson Award)을 수상하였다.

클레어 교수는 엑서터 대학교와 PenCLAHRC의 심리학대학(School of Psychology) 간의 합작회사인 노화 및 인지건강 연구센터(Centre for Research in Ageing and Cognitive Health)를 이끌고 있다. 클레어 교수의 연구는 건강 증진, 연령 관련 장애의 예방 또는 감소, 재활 및 간호 개선을 통해 노인 및 치매 또는 기타 연령 관련 신경 퇴행성 질환 상태로 생활하는 사람들의 삶을 개선하는 것을 목표로 한다. 그녀는 대규모 관찰 연구와 중재 연구를 진행하며, 특히 알츠하이머병 초기 단계의 환자들을 위한 인지 재활 방법의 적용을 선도하는 것으로 유명하다.

클레어 교수는 200개 이상의 피어리뷰 저널 기사 및 저서를 출간했으며, 코크란 연합(Cochrane Collaboration)의 치매 및 인지 개선 그룹 편집자이자 『신경심리학적 재활(Neuropsychological Rehabilitation)』의 편집자이다. 그녀는 건강관리진료위원회(Health and Care Professions Council)의 실무자로 등록된 공인 심리학자이자 영국국립보건연구원(NIHR) 수석 연구원이다. 그녀는 영국심리학회, 사회과학아카데미(Academy of Social Sciences), 미국노인학협회(Gerontological Society of America), 영국심리학회자문그룹(British Psychological Society Advisory Group)의 치매 담당 위원이며, 뇌건강 및 세계 뇌 건강단체의 국제위원회 이사로 활동하고 있다.

역자 소개

〈인지중재치료학회〉

김성윤 울산대학교 의과대학 정신건강의학과

김정은 강남구립행복요양병원 신경과

김현정 국립의료원 정신건강의학과

나해리 보바스기념병원 신경과

박건우 고려대학교 의과대학 신경과

박희경 이화여자대학교 의학전문대학원 신경과

유승호 건국대학교 의학전문대학원 정신건강의학과

이준영 서울대학교 의과대학 정신건강의학과

임현국 가톨릭대학교 의과대학 정신건강의학과

정지향 이화여자대학교 의학전문대학원 신경과

정현강 고려대학교 의과대학 정신건강의학과

주수현 가톨릭대학교 의과대학 정신건강의학과

최성혜 인하대학교 의과대학 신경과

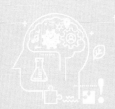

Neuropsychological Rehabilitation and
People with Dementia

신경심리재활과 치매환자

Neuropsychological Rehabilitation and People with Dementia

2019년 1월 31일 1판 1쇄 발행
2020년 2월 20일 1판 2쇄 발행

지은이 • Linda Clare

옮긴이 • 인지중재치료학회

　　　　김성윤 · 김정은 · 김현정 · 나해리 · 박건우 · 박희경 · 유승호
　　　　이준영 · 임현국 · 정지향 · 정현강 · 주수현 · 최성혜

펴낸이 • 김 진 환

펴낸곳 • (주)**학지사**

　　　　04031 서울특별시 마포구 양화로 15길 20 마인드월드빌딩 5층

대표전화 • 02) 330-5114　　팩스 • 02) 324-2345

등록번호 • 제313-2006-000265호

홈페이지 • http://www.hakjisa.co.kr
페이스북 • https://www.facebook.com/hakjisabook

ISBN 978-89-997-1717-8　93510

정가 18,000원

이 도서의 국립중앙도서관 출판시도서목록(CIP)은 서지정보유통지원시스템 홈페이지(http://seoji.nl.go.kr)와 국가자료공동목록시스템(http://www.nl.go.kr/kolisnet)에서 이용하실 수 있습니다.
(CIP제어번호: CIP2018037560)

출판 · 교육 · 미디어기업 **학지사**

간호보건의학출판 **학지사메디컬** www.hakjisamd.co.kr
심리검사연구소 **인싸이트** www.inpsyt.co.kr
학술논문서비스 **뉴논문** www.newnonmun.com
원격교육연수원 **카운피아** www.counpia.com